Hilary Sheinbaum

NÜCHTERN
Die Challenge

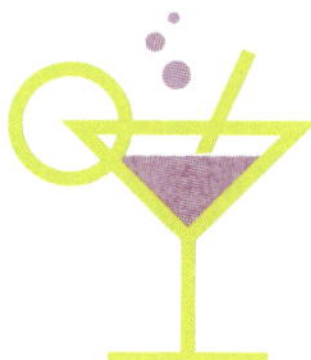

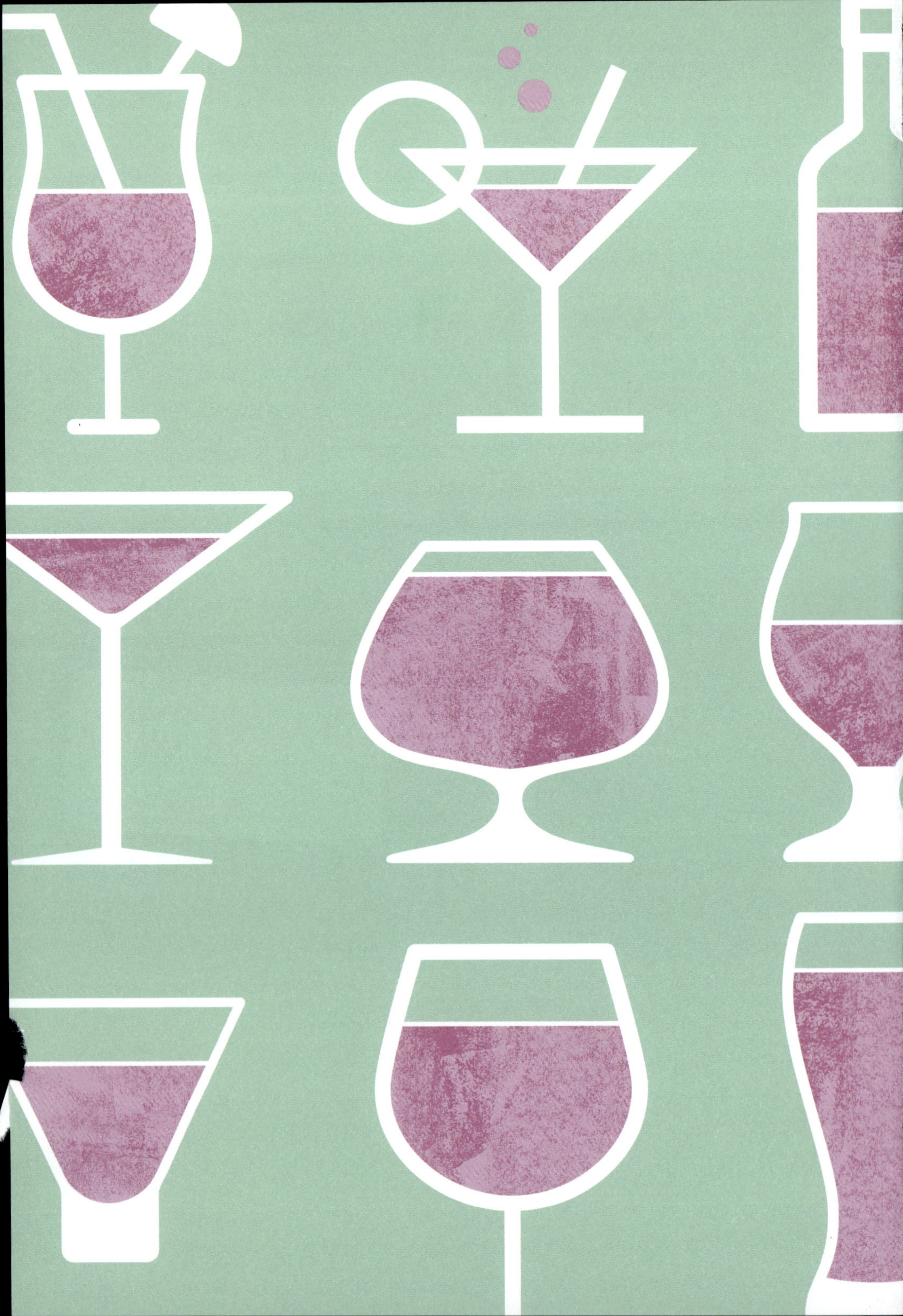

Hilary Sheinbaum

NÜCHTERN
Die Challenge

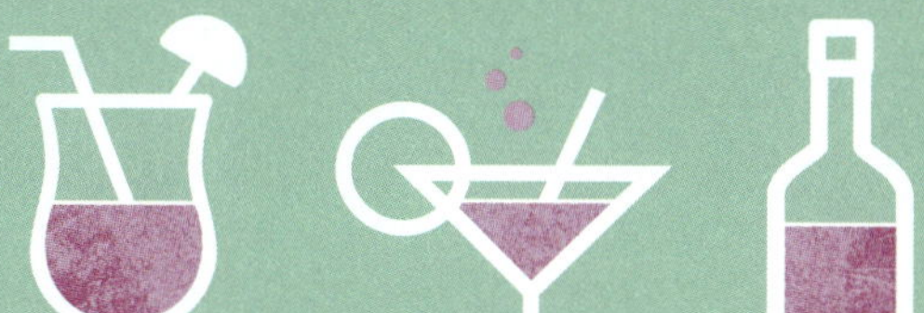

So bleibst du 30 Tage lang alkoholfrei und genießt das Leben trotzdem in vollen Zügen

mvgverlag

Bibliografische Information der Deutschen Nationalbibliothek
Die Deutsche Nationalbibliothek verzeichnet diese Publikation in der Deutschen Nationalbibliografie.
Detaillierte bibliografische Daten sind im Internet über http://d-nb.de abrufbar.

Für Fragen und Anregungen
info@mvg-verlag.de

1. Auflage 2022

Türkenstraße 89
D-80799 München
Tel.: 089 651285-0
Fax: 089 652096

Dieses Werk wurde vermittelt durch die Literarische Agentur Thomas Schlück GmbH, 30161 Hannover.

Übersetzung: Martin Bauer
Redaktion: Elena Bruns
Umschlaggestaltung: Karina Braun
Satz: Müjde Puzziferri, MP Medien, München
Druck: Florjancic Tisk d.o.o., Slowenien
Printed in the EU

ISBN Print 978-3-7474-0394-5
ISBN E-Book (PDF) 978-3-96121-777-9
ISBN E-Book (EPUB, Mobi) 978-3-96121-778-6

Für Alejandro

Danke, dass du die Wette eingegangen bist …, dass du deinen Teil der Wette erfüllt hast und, äh, dass du ein toller Freund bist.

Inhalt

Vorwort 8

Auf dem Trockenen sitzen gelassen 10

GLOSSAR **Schluck für Schluck** 18

1 **Warum trocken bleiben?** 22

PRIORITÄTEN-BAROMETER 32

2 **Was du gewinnst, wenn du auf Alkohol verzichtest** 34

ERGÄNZE den LÜCKENtext 46

3 **Nebenwirkungen können variieren** 48

SCHNAPPSCHÜSSE DEINES KÖRPERS 62

4 **Das Handwerkszeug für einen trockenen Monat** 64

AUF ETIKETTE(N) ACHTEN 76

5 **»Lieber trockener Januar«** 78

GEFÜHLE FESTHALTEN 88

6 **Über den Glasrand hinausschauen** 90

EIN MONAT VOLLER UNTERNEHMUNGEN, OHNE ALKOHOL 106

7 All die coolen Jungs und Mädels tun es (nicht) 108

SPICKZETTEL FÜR UNTERHALTUNGEN ZUR CHALLENGE. 116

8 Wenn Gleichgesinnte (nicht) zusammen in die Kneipe ziehen 118

ANPASSEN, ABWANDERN ODER STRICH DRUNTER 126

9 Hilfstruppe für die Challenge 128

DAS WETTFORMULAR FÜR EINEN NÜCHTERNEN MONAT 138

10 Dates ohne Schöntrinken. 140

BITTE ANKREUZEN! 152

11 Schmeiße eine alkoholfreie Hausparty. 154

BAKE IT 'TIL YOU MAKE IT 166

12 Geschüttelt, nicht gerührt (und ohne Schuss) 174

NA DANN: PROST! **186**

13 Im Notfall Scheibe einschlagen. 196

WENN DAS LEBEN DIR ZITRONEN GIBT … GREIFE NICHT ZUM TEQUILLA 206

14 Geschafft, hurra! 208

GLÜCKWUNSCH … 218

Dank 222

thanks

Über die Autorin 224

Vorwort

2015 stand ich neben mir. Ich war irgendwie verwirrt, nervös, mir war schwindelig und einfach nicht gut. Eigentlich hatte ich immer versucht, gesund zu leben, doch in dieser Phase meines Lebens schien das irgendwie unter den Tisch gefallen zu sein. Ich rannte von einer Arztpraxis zur nächsten, bis wir die Ursache endlich fanden: massiven Vitaminmangel. Nachdem ich den Ursprung meiner Probleme gefunden hatte, konnte ich den Pfad der Genesung einschlagen, der mich letztlich dazu brachte, noch stärker auf meine Gesundheit zu achten.

Jetzt fragst du dich vielleicht, was das alles mit einem trockenen Januar zu tun hat. Zweierlei: Ich bin New Yorkerin, lebe seit mehr als zehn Jahren in der Stadt und habe einen kulinarischen Hintergrund. Was diese zwei Dinge gemeinsam haben: Alkohol. Ja, Alkohol. In unserer Gesellschaft, gerade in geschäftigen Städten, steht Alkohol oft im Zentrum aller sozialen Aktivitäten. Wer wüsste das besser als ich? Alkohol ist der Mittelpunkt des New Yorker Sozial- und Nachtlebens. Er ist allgegenwärtig, und es wird fast schon erwartet, dass man trinkt, und sei es nur einen perfekten Cocktail in einem Sternerestaurant in Greenwich Village.

Für jemanden wie mich, der sehr auf seine Gesundheit achtet, schien ein trockener Januar eine wunderbare Gelegenheit, mal eine Zeit lang nüchtern zu bleiben. Ein Freund hatte mir von der Challenge erzählt, und mich reizte das Potenzial, meinem Körper und Geist etwas Gutes zu tun. Ich beschloss, mich der Herausforderung zu stellen und zu schauen, wie das meinen Heilungsprozess beeinflusste und soziale Interaktionen veränderte.

Dabei trinke ich gar nicht viel Alkohol; mir schmeckt nur ein guter Tequila on the rocks, wenn ich mit Freundinnen und Freunden zu Abend esse. Es fühlte sich ganz selbstverständlich an, in Gesellschaft etwas zu trinken, doch das veränderte sich, nachdem ich mich dieser Herausforderung gestellt hatte. Es war, na ja, seltsam. Es fühlte sich merkwürdig an, nach einem langen Arbeitstag kein Glas Wein zu bestellen oder nicht vorzuschlagen: »Gehen wir doch auf ein paar Drinks!« Anfangs wunderten sich viele meiner Freundinnen und Freunde und fragten nach, aber die meisten unterstützten mich in meinem Vorhaben. Es fühlte sich befreiend an, dass ich keinen Alkohol brauchte, um mich mit anderen amüsieren zu können. Ich hatte das Gefühl, all die anderen Maßnahmen zu unterstützen, die ich zur Genesung meines Körpers bereits ergriffen hatte. Meine Haut strahlte, ich hatte seit Ewigkeiten nicht mehr so viel Energie gehabt. Ich konnte besser schlafen und klarer denken. Der trockene Januar wurde zu einem weiteren Werkzeug, mit dem ich an meiner Gesundheit basteln konnte.

Meine Freundin Hilary Sheinbaum schildert in diesem Buch perfekt den trockenen Januar mit all seinen Besonderheiten. Ich kenne Hilary als Autorin, Journalistin, Wellnessfan und allgemein bodenständigen Menschen. Ich habe noch nie eine so eingängige Mischung aus How-to-Anleitung und persönlichem Erfahrungsbericht gelesen wie ihren. Hilary zeigt Schritt für Schritt, wie man einen trockenen Januar schafft, und erzählt uns, wie es ihr ging – was eine tolle Unterstützung bei deinem eigenen Versuch ist. Sie beantwortet alle nur denkbaren Fragen zum Vorher, Mittendrin und Hinterher und verschafft uns einen Einblick in ihre eigenen Schwierigkeiten während ihres trockenen Monats. Hilary beantwortet nicht nur all deine Fragen, sie gibt dir auch das Gefühl, sie stehe dir als Freundin in diesem möglicherweise schwierigen Monat bei (insbesondere dann, wenn deine echten Freundinnen und Freunde nicht bereit sind, auf ein Glas Pinot Noir zu verzichten).

Lo Bosworth, Gründerin und CEO von *Love Wellness*

Einleitung

Auf dem Trockenen sitzen gelassen

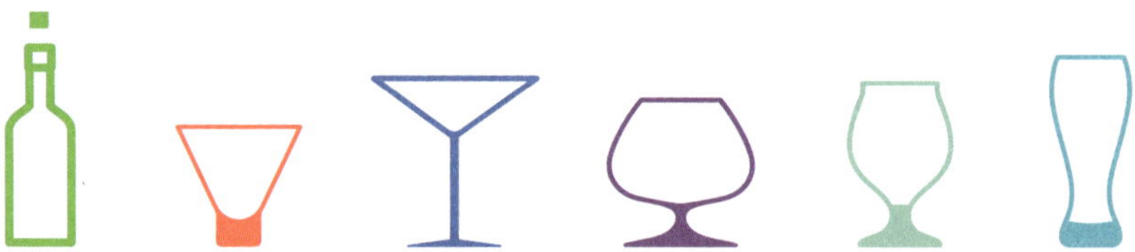

Das erste Mal erfuhr ich vom Dry January (trockenen Januar) – dem Vorhaben, einen ganzen Monat freiwillig auf Alkohol jeder Art zu verzichten – von einem meiner Freunde, Alejandro (alias Al). Wir kennen uns seit Winter 2014, als ihn jemand zu einer Party bei mir in New York mitbrachte. Al hatte als Gastgeschenk eine Flasche Wodka dabei (danke, Kumpel!). Springen wir jetzt in den Dezember 2016, jenen Monat alkoholseliger Feiern und Festtage, feuchtfröhlicher Treffen mit Kolleginnen und Kollegen und unnötig vieler langer Nächte. Ich traf mich mit Al auf ein gemütliches Abendessen zum Plaudern. Beim Sushi erzählte er mir von einem Freund, der gelobt hatte, den nächsten Monat nichts zu trinken. Ich fiel fast vom Stuhl. Ich bin mir ziemlich sicher, dass das Nigiri zwischen den Stäbchen auf halbem Weg zum Mund in der Luft verharrte und mir die Kinnlade herunterklappte.

»Warum?«

Al erklärte es mir. Schon im Vorjahr hatte dieser Freund einen vollen Monat auf jede Form von Alkohol verzichtet (»Hut ab«, dachte ich mir). Dieser Freund hatte die Herausforderung gemeistert und schwärmte unablässig davon, wie toll er sich während und nach seinem trockenen

Januar gefühlt hatte. Jetzt wollte er es wiederholen. Al erwog, sich ihm anzuschließen. »Interessant«, dachte ich mir. Das war eindeutig ein überlegenswerter Neujahrsvorsatz. Zu jenem Zeitpunkt hatte ich schon Artikel über die verschiedensten Themen veröffentlicht, hauptsächlich aber schrieb ich über Essen und Trinken; über Köche und Restaurants, Barkeeper:innen, Bars und natürlich Cocktails. Ich fand, dass ich es mit dem Trinken nicht übertrieb - vielleicht zweimal die Woche zwei Drinks -, aber in meinem Beruf ergaben sich schon viele Gelegenheiten zu, äh, Verkostungen und Vergnügungen mit alkoholischen Getränken (alias »journalistischer Recherche«).

Ein paar Bissen Sashimi und Lachsröllchen später hatte ich den trockenen Januar schon wieder vergessen (ehrlicherweise muss ich zugeben, dass Sushi meine Aufmerksamkeit anzieht wie ein glitzerndes Objekt die einer Elster oder ein Tennisball die eines Golden Retriever ... sei nicht beleidigt, trockener Januar!). Doch eine Woche später, an Silvester 2016, stand ich mit einem Champagnerglas in der Hand da (ohne leckeren Thunfisch in der Nähe, der mich ablenken könnte), aber ohne Idee, was ich mir für das neue Jahr vornehmen könnte. Da fiel mir das Vorhaben von Als Freund ein. Und so schlossen Al und ich per SMS eine Wette ab, während die Uhr auf Mitternacht zuging. Unser Vorhaben? 31 Tage am Stück nüchtern bleiben. Wer zuerst auch nur einen Schluck Bier trank, hatte verloren und musste den Gewinner, die Gewinnerin in ein New Yorker Restaurant dessen Wahl einladen (darunter sternedekorierte Läden wie das Eleven Madison Park, Per Se und Momofuko Ko). Wenn wir beide durchhielten, würden wir uns die Rechnung teilen. Und wenn wir beide scheiterten? Würden wir kein Sternemahl bekommen. »Frohes neues Jahr!«, wünschte ich meinem Freund, als es Mitternacht schlug.

Und schon hatten wir eine Wette laufen. Noch 31 Tage.

Im ersten Jahr fiel mir der trockene Januar eindeutig am schwersten. Erstens war ich völlig unvorbereitet. Ich hatte mich spontan dazu entschlossen (fünf Minuten vor Mitternacht, nach ungewöhnlich viel Schampus, schließlich war Silvester). Alles, was ich heute über den trockenen Januar weiß, lernte ich erst später, indem ich mitmachte. Klar, ich holte Ratschläge ein (hilfreiche und weniger gute), doch damals nahmen (zumindest in meinem Umfeld) nur wenige Menschen an diesem kulturellen Phänomen teil. Einige meiner Freundinnen und Freunde waren skeptisch. Andere unterstützten mich. Viele rollten ungläubig (oder genervt oder gleichgültig) mit den Augen. Aber ich hatte Al als Stütze. In unserem Zweierteam war er schließlich meine Hilfstruppe fürs Trockenbleiben, oder etwa nicht? Nun, eine Zeit lang zumindest.

Um es kurz zu machen: Al verlor. Ich gewann ein sehr nettes Abendessen, das mein lieber Freund bezahlen musste, weil ich eisern nüchtern geblieben war und er dem Gruppenzwang, ein Bier zu trinken, nicht hatte widerstehen können.

Letztlich gewann ich viel mehr, als ich erhofft hatte.

Versteh mich nicht falsch, das Degustationsmenü bei Momofuku Ko ist phänomenal (noch mal vielen Dank, mein Freund!), aber die Challenge veränderte meinen Alltag, den ganzen Monat und meinen Blickwinkel auf das Leben. Seitdem sehe ich Alkohol mit anderen Augen (und verzichte gelegentlich darauf). Ich habe meine Routinen geändert, zum Besseren.

Jahre später (wir springen in die Gegenwart): Al wettet nie wieder mit mir. Und obwohl mich also am Ziel kein Gratis-Sternemenü erwartet, nehme ich mir auch dieses Jahr wieder vor, den ganzen Januar nichts zu trinken.

So fing es bei mir an.

Trockener Januar: Feiere, als wäre Prohibition

Januar, der längste Monat des Jahres. Zugegeben, ein paar weitere Monate haben auch 31 Tage, aber der Januar zieht sich am längsten hin. Die vorherigen Wochen hat man sich mit Gänsebraten vollgestopft, den Weihnachtsbaum geschmückt und Punsch gegluckert, ist von einer Weihnachtsparty zur nächsten gezogen und hat sich überall ein, zwei (oder vier) Gläser festlicher Cocktails genehmigt. Oder man hat sich vor der Kälte draußen auf die Couch zurückgezogen, sich seine Lieblingsserien reingepfiffen und dabei ganze Weinflaschen vernichtet.

Vielleicht gehörst du ja sogar zu den Glücklichen, die über Weihnachten in die Wärme geflogen sind, dort in der Sonne lagen und sich tropische Drinks mit Schirmchen und Deko-Obststückchen reingezogen haben? Oder hast du in den Bergen Urlaub gemacht, wo du zum Après-Ski am Kamin standest und dich mit einem alkoholischen Getränk aufgewärmt hast? Wie auch immer dein Jahr geendet ist, wahrscheinlich war viel Alkohol im Spiel. (Das sage ich ganz ohne Wertung.) Und jetzt stehst du an der Schwelle zum Januar, vollgestopft, der Verlockungen und der Kater überdrüssig. Du möchtest das neue Jahr richtig anpacken. Du möchtest einen Reset. Detox. Trocken bleiben.

Einen Monat lang auf jede Art von Alkohol verzichten: Wein, Bier, Schnaps und Cocktails – 31 Tage lang, den ganzen ersten Monat des Jahres. Das bedeutet: keinen Kurzen, keine »leichten« Cocktails und kein Anstoßen mit Sekt (na ja, Anstoßen darf man, nur nicht trinken).

Klingt das jetzt schwierig oder gar Furcht einflößend? Nur keine Angst, du erlegst dir ja keine Zwangs-Prohibition auf. Der trockene Januar ist keine Strafe auf Lebenszeit, er kostet dich kein Geld und du musst dich ihm nicht allein (oder gar heimlich) stellen. Inzwischen machen weltweit Millionen Menschen beim trockenen Januar mit – oder flirten ganz allgemein mit der Idee, längerfristig auf Alkohol zu verzichten. Der trockene Januar ist eine tolle Art, das mal für sich auszuprobieren. Kein Wunder, dass er so populär geworden ist.

PROFI-TIPP: WENN DU DICH NACH EINEM KOMPLETT ALKOHOLFREIEN LEBEN SEHNST, BEGINNE MIT EINEM TROCKENEN JANUAR UND SCHAUE, WOHIN DICH DAS FÜHRT.

Die Anfänge jenseits des Ärmelkanals

Der Begriff »Dry January« stammt aus Großbritannien.

1984 Die gemeinnützige Vereinigung Alcohol Concern (heute Alcohol Change UK) wird gegründet. Sie hat es sich zur Aufgabe gemacht, die Probleme und Schäden, die Alkoholkonsum verursachen kann, zu verringern.

2011 Der trockene Januar begann damit, dass die Britin Emily Robinson sich zu ihrem ersten Halbmarathon anmeldete. Zur Vorbereitung beschloss sie, auf Alkohol zu verzichten, genauer gesagt während ihres Trainings im Januar. Sie hielt durch und erzählte allen, dass sie Gewicht verloren habe, sich schwungvoller fühle und besser schlafe.

2012 Wegen dieser schönen Effekte beschloss Emily, den nächsten Januar wieder auf Alkohol zu verzichten. Im gleichen Monat trat sie einen neuen Job an: als Vizechefin von Alcohol Concern.

Etwa gleichzeitig begannen immer mehr Menschen sich über die Vorteile auszutauschen, die es hatte, wenn man sich nach all den Exzessen der Weihnachtszeit einen Monat lang von Bier, Wein und Spirituosen fernhielt. Das brachte das Team von Alcohol Concern auf eine Idee: Wenn man mehr Menschen dazu bringen könnte, einen Monat lang auf Alkohol zu verzichten, würden sie ihre Trinkgewohnheiten dann eher hinterfragen? Würden sie hinterher vielleicht weniger Alkohol konsumieren? So entstand der Plan, Werbung für die Challenge zu machen und Menschen zum Mitmachen zu animieren. (Spoiler-Alarm: All diese Pläne wurden Realität.)

2013 Der erste offizielle trockene Januar fand in Großbritannien mit etwa 4000 Teilnehmenden statt, die sich auf der Alcohol-Concern-Website für aufmunternde E-Mails registrieren ließen.

Während der ersten Kampagne zum trockenen Januar berichtete der britische Journalist und Politikberater Alastair Campbell über seine alkoholische Vergangenheit, der Kolumnist Peter Osborne schrieb über seine Erfahrungen mit der einmonatigen Herausforderung. Parallel dazu begann (erfreulicherweise) die Diskussion, welche langfristigen Änderungen aus einem einmonatigen Verzicht auf Alkohol resultieren könnten. Dr. Richard de Visser von der Universität Essex bot an, Teilnehmende zu untersuchen und zu beobachten, welche Effekte sich bei ihnen zeigten. Der Arzt hatte tolle Neuigkeiten: Ihm zufolge tranken fast sieben von zehn Teilnehmenden auch ein halbes Jahr später weniger Alkohol als zuvor.

2014 **Die Organisation ließ sich zur Jahresmitte** *Dry January* (»trockener Januar«) als Marke schützen.

2015 **Im Januar** beschloss das britische Gesundheitsministerium, Werbeaktionen für den nüchternen Januar zu finanzieren (aber nur dieses eine Jahr; seitdem erhält die Initiative keinerlei Unterstützung mehr durch die Regierung).

2017 **Im April** schloss sich die Organisation mit einer anderen, Alcohol Research UK, zusammen und benannte sich um in Alcohol Change UK. Im November 2018 wurde der neue gemeinsame Name verkündet.

Dazwischen und danach passierte jede Menge, worauf es aber ankam: Es passierte etwas. Die Menschen nahmen Notiz. Und sie horchten nicht nur auf, viele beschlossen auch (du hast es erraten!), einen ganzen Monat lang nichts zu trinken.

Ein Hurra auf Finnland! Schon 1942, Generationen, bevor Emily Robinson ihre Laufschuhe schnürte, rief Finnland das Programm *Raitis Tammikuu* (»trockener Januar«) ins Leben. Es war Teil der Kriegsanstrengungen gegen die Sowjetunion.

Dank dieser zwei europäischen Pioniere wurde der trockene Januar zum weltweiten Phänomen, an dem Jahr für Jahr (immer mehr) Millionen teilnehmen.

Jetzt bist du dran

Und warum solltest *du* während des (scheinbar) längsten, dunkelsten, kältesten Monats des Jahres so etwas tun?

Vielleicht möchtest du ja einen guten Vorsatz für das neue Jahr bestärken, oder du möchtest im neuen Jahr dein ganz neues Ich entdecken? Wenn du im Dezember bei der Arbeit einen Gang runtergeschaltet hast, kannst du im trockenen Januar im Job richtig durchstarten, ohne Ablenkung durch Partys – und du sparst auch noch sauer verdientes Geld. Vielleicht ergeben sich auch ungeahnte Vorteile (wie eine reinere, gesünder wirkende Haut). Vielleicht stößt du in deinem Freundeskreis ja einen Trend an (und triffst neue Leute) oder merkst, wie du mehr aus deiner knappen Freizeit machst. Insgesamt winken dir zahllose Vorteile.

Inzwischen ist der trockene Januar so beliebt geworden, dass sich auch andere Monate mit einer eigenen Alkoholpause anbieten. Und ja, warum nicht stattdessen einen trockenen Februar, nüchternen März, trockenen Juli, alkoholfreien August, nüchternen September, nüchternen Oktober oder Nichttrink-November einlegen? Natürlich gelten die Lektionen, die du während des alkoholfreien Januars (oder aus diesem Buch) lernst, ebenso für die anderen Monate. Februar ist ein paar Tage kürzer als der Januar. September hat wenigstens 24 Stunden weniger als der Januar. Und obwohl der Oktober genauso viele Tage hat wie der erste Monat des Jahres, fühlt er sich weniger lang an. Klar, jeder Monat hat seine eigenen Herausforderungen, das Ziel ist aber immer das gleiche: sich auf längere Zeit zu verpflichten, keinen Alkohol zu trinken. (Du musst natürlich auch nicht am Monatsersten anfangen; jeder Tag kann Start-Tag sein.)

In diesem Buch findest du alles, was du zum trockenen Januar wissen musst (oder zum nüchternen Oktober und so weiter). Du erfährst, wie du dich auf die kommenden Wochen der Nüchternheit vorbereitest, wie du Freundinnen und Freunden und deiner Familie von deinem Vorhaben erzählst (und wie du reagierst, wenn jemand dich zu sabotieren versucht!), und was du machst, wenn du schwach wirst und vor Ende deines Monats ein, zwei Drinks nimmst.

Ich mache auch einige Vorschläge für unterhaltsame alkoholfreie Unternehmungen, verrate ein paar Rezepte für nicht-alkoholische Cocktails (Mocktails) und gebe Tipps, wie du feiern kannst, wenn du den 1. Februar erreichst (oder den 1. November oder allgemein den ersten Tag nach deinem trockenen Monat).

So, jetzt gieße dir ein großes Glas Sprudel ein, und dann geht es los!

Trockener Januar
Trockener Februar
Nüchterner März
Alkoholfreier April
Mocktail-Mai
Trockener Juni
Trockener Juli
Alkoholfreier August
Nüchterner September
Nüchterner Oktober
Nichttrink-November
Trockener Dezember

GLOSSAR

Schluck für Schluck

Das ist kein herkömmliches Glossar. Ehrlich gesagt, wurden meine Definitionen nicht von irgendwelchen Sprach-Autoritäten geprüft, ihr Standard entspricht nur genau ... diesem Buch. Ehrenwort: Am Ende des Glossars folgt kein Test. Du darfst es also überfliegen oder ganz genau studieren. Du hast die Wahl! Schlage bei Bedarf später einfach hier nach. Es ist sogar noch Platz für deine eigenen schrägen Ausdrücke, wenn du magst.

ALKOHOL die Substanz, die du während eines nüchternen Monats nicht trinkst.

ALK auch nicht erlaubt.

BAR ein Ort, der Alkohol anbietet und an dem du während der Challenge weniger Zeit verbringen wirst.

BIER ein Getränk, das du während deiner einmonatigen Alkoholpause nicht trinken wirst (außer, es handelt sich um alkoholfreies).

BLEIFREI alias alkoholfrei.

COCKTAILS alkoholisches Getränk mit mindestens einer Spirituose, gemischt, gerührt oder geschüttelt mit Zutaten wie Saft, Sirup oder anderen Elementen. Auch sie wirst du in diesem Monat nicht trinken.

DEMI-SEC halbtrockener Schaumwein oder Sekt.

DRYATHLON von engl. *dry,* »trocken«; der Marathon von 28 bis 31 Tagen, während dessen man auf Wein, Bier und Spirituosen verzichtet (meist im Januar).

EIN-GLAS-JANUAR wenn ein komplett alkoholfreier Januar das Ziel ist, aber zu einem großen (oder kleinen) Anlass ein Glas (oder ein Abend mit) Alkohol erlaubt ist.

EINUNDDREISSIG TAGE die Zahl der 24-Stunden-Abschnitte im Januar (und einigen anderen Monaten) und Dauer der Zeit, in der du auf alkoholische Getränke verzichtest.

FEBRUAR der Monat, in dem du wieder trinken darfst (außer, du magst nicht oder nimmst an einem trockenen Februar teil).

FROHES NEUES JAHR! Die ersten Worte des neuen Jahres und das Signal, dass dein trockener Januar beginnt. Stell das Sektglas weg – jetzt geht es los!

HALBTROCKENER JANUAR ein verglichen mit den Vormonaten weniger alkoholhaltiger Monat.

HILFSTRUPPE ein Unterstützungskommando aus einer oder mehreren Personen, die dich in deinem Vorhaben bestärken, einen Monat lang nichts zu trinken. Das können Freundinnen, Kollegen, Familienmitglieder oder nur Bekannte sein, die ebenfalls am Dryathlon teilnehmen.

KATER mieser Zustand, der sich unweigerlich einstellt, nachdem man zu viel getrunken hat. Der Kopf dröhnt, man fühlt sich übel, ausgedörrt, und der Magen protestiert. Während deines trockenen Monats wirst du ihn nicht spüren oder vermissen.

MOCKTAILS wie Cocktails, nur ohne Spirituosen.

NICHTTRINK-NOVEMBER 30 Tage vor Beginn des Dezembers, an denen man auf alle alkoholischen Getränke verzichtet (vielleicht, damit man sich auf all den Weihnachtspartys dann wieder mehr erlauben darf).

NÜCHTERN Zustand, wenn man keinen Alkohol getrunken hat.

NÜCHTERNER FEBRUAR siehe trockener Februar.

NÜCHTERNER OKTOBER 31 Tage, an denen man komplett auf Wein, Bier und Spirituosen verzichtet; manchmal eine Alternative zum trockenen Januar oder der Monat für einen zweiten Versuch, wenn man es im Januar nicht geschafft hat.

NÜCHTERNER SEPTEMBER frisch zurück aus dem Sommerurlaub mit seinen kühlen Bierchen, gönnt man sich 30 Tage Detox.

SPIRITUOSEN destillierter Alkohol (also Tequila, Wodka, Whisky), kurz: Flüssigkeiten, die du nicht trinken wirst.

TRINKEN der Akt des Kostens, Schluckens und letztlich Konsumierens einer Flüssigkeit (wahrscheinlich Alkohol).

TROCKENER FEBRUAR ein nur 28 Tage langer Monat, in dem man auf Wein, Bier und Spirituosen verzichtet. Mögliche Alternative zu einem trockenen Januar oder der Monat für einen zweiten Versuch, wenn man im Januar gescheitert ist, oder die Fortsetzung eines trockenen Januars.

TROCKENER JANUAR ein 31 Tage langer Monat, an dem man auf Wein, Bier und Spirituosen verzichtet. Der Ausdruck stammt aus Großbritannien und wurde von der Organisation Alcohol Concern (nach der Fusion mit Alcohol Research UK umbenannt zu Alcohol Change UK) bekannt gemacht.

TROCKENER JULI 31 Tage Sommer, zu dem möglicherweise Badesachen, Sonnenmilch und Sommerfeste gehören. Nicht dazu gehören eiskalte Cocktails oder sonst etwas Alkoholisch-Spritziges und kühles Bier.

WEIN wird aus Trauben gemacht. Kann rot, weiß, rosé oder orange sein, kann blubbern oder nicht, je nach Gusto. Außerdem ein Getränk, das du während deines nüchternen Monats nicht konsumieren wirst (außer er ist alkoholfrei).

In deinen eigenen Worten

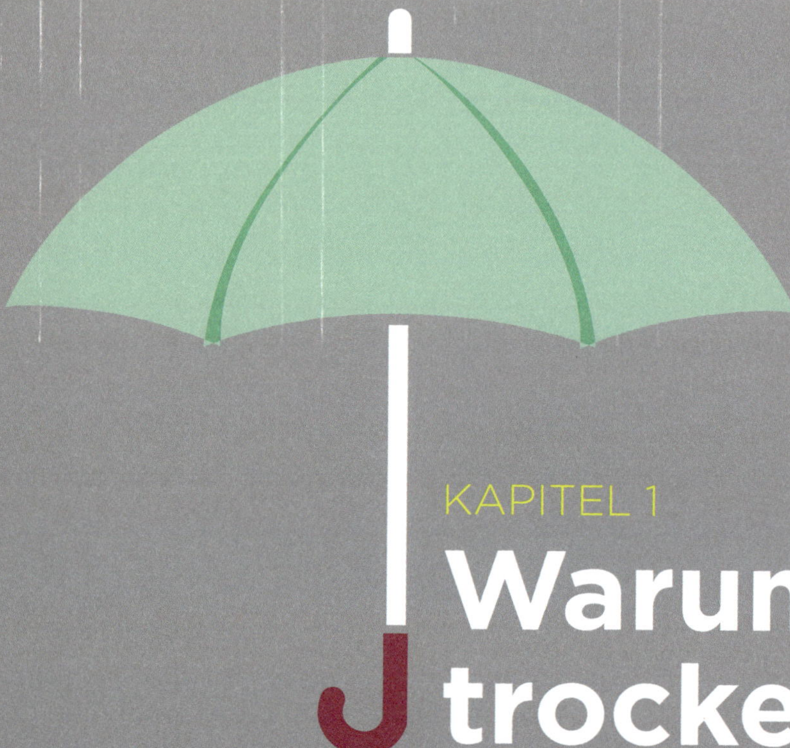

KAPITEL 1

Warum trocken bleiben?

Ob du nun den Januar trocken bleiben willst oder dir den Oktober auserkoren hast – ein Dryathlon bedeutet für jeden Menschen etwas anderes. Faktoren wie persönliche Ziele, Lebensstil, Wohnort, Arbeitsplatz und vieles mehr tragen zu deiner ganz persönlichen Erfahrung bei. Selbst Freunde, Angehörige und Kolleginnen (sogar Haustiere) beeinflussen, wie du den Monat erlebst.

Es gibt zahllose Gründe für eine Alkoholpause, aber aus Platzgründen (und ehrlich gesagt, weil ich dich nicht langweilen will), beschränke ich mich in diesem Kapitel auf die gängigsten Gründe, warum Menschen einen Monat lang auf Alkohol verzichten, speziell im Januar:

- **Sie möchten etwas für ihre körperliche und geistige Gesundheit tun** (abnehmen und schlechte Gewohnheiten ablegen).
- **Sie möchten Zeit freischaufeln** (und den Stapel Bücher angehen, die sie schon lange lesen wollten).
- **Sie suchen eine neue Herausforderung** (gib es zu: Das Leben kann manchmal ganz schön eintönig sein. Es ist Zeit, die Dinge aufzurütteln ... aber ohne Cocktail-Shaker).
- **Sie möchten Geld sparen** (klimper, klimper).

NEBENBEMERKUNG: Bei einer Umfrage im Jahr 2018 antwortete jede/r Fünfte der befragten Amerikaner und Amerikanerinnen, einen trockenen Januar einlegen zu wollen – das wären mehr als 65 Millionen Menschen!

Während des trockenen Monats verändert sich möglicherweise dein Umgang (was nicht unbedingt schlecht sein muss), du merkst, wie stark Alkohol dein tägliches Leben geprägt hat. Ein trockener Monat macht dir klarer, wie es sich auf dein Leben (und dein Umfeld) auswirkt, wenn du einen sitzen hast oder dich betrinkst (und einen Kater bekommst). Übrigens ist übermäßiger Alkoholkonsum laut National Institute on Alcohol Abuse and Alcoholism die dritthäufigste vermeidbare Todesursache in den USA. Sollte man immer bedenken.

1. GRUND: Es war dein Neujahrsvorsatz

3 … 2 … 1 … Tröööt! Wenn die Glocken läuten, stoßen alle mit Sekt an, umarmen sich und wünschen sich für die nächsten 365 Tage Glück und Gesundheit. Anstrengend wird es erst am nächsten Morgen. Egal, was du dir für das Jahr vorgenommen hast, der 1. Januar markiert einen Neuanfang, einen Neubeginn. Das neue Jahr ist ein unbeschriebenes Blatt, und jeder geht seine Wunschliste durch, was er gern besser machen würde. Doch statt dir ganz allgemein vorzunehmen, abzuspecken, weniger Geld auszugeben oder gesünder zu leben (das haben wir doch alle schon hinter uns, oder?), beschließt du besser, einen Monat lang auf Alkohol zu verzichten, denn damit erreichst du alle drei Ziele und noch mehr.

2. GRUND: Neues Jahr, neues Ich

Einen Monat lang abstinent zu leben ist nicht wie den Kleiderschrank auszumisten, sich die Haare zu färben (oder abzusäbeln) oder eine andere Persönlichkeit anzunehmen. (Tipp: Wenn du einen kürzeren Pony möchtest, schneide ihn dir bitte nicht selbst über dem Waschbecken. Das geht nie gut aus.) Ein trockener Januar führt zu einer graduellen Veränderung über einen relativ kurzen Zeitraum. Dir bleibt genug Zeit, alle Veränderungen zu verarbeiten und aus deinem ganz persönlichen Erleben zu lernen. Du lernst eine andere Version deiner selbst kennen – ohne Alkohol. Wenn du dir außerdem deine Haare blau färben möchtest, nur zu! (Mir gefällt Kobaltblau am besten.) Trendige Jeans, Strähnchen und ein trockener Januar schließen einander nicht aus. Du darfst dir so viel Kleidung kaufen, wie du magst, deinen Kopf rasieren *und* einen Monat lang nüchtern bleiben, alles gleichzeitig.

3. GRUND: Sich in die Arbeit stürzen

Nach einer (hoffentlich) erholsamen Weihnachtszeit und der verlängerten Atempause zwischen Weihnachten und Neujahr (hoffentlich ungestört von Terminen, Geschäftsleitung und Kolleginnen und Kollegen, von Streitereien zwischen Abteilungen und all den unnötigen E-Mails) stürzt man sich die ersten Wochen des neuen Jahres am besten in seine

Arbeit. Ohne die Ablenkungen durch Weihnachtsfeiern und die vielen Treffen im Freundeskreis bietet sich die perfekte Gelegenheit, mal was richtig gut hinzubekommen. Stell dir eine Welt vor, in der dich kein Kater lähmt, in der du nicht nach langen Nächten übermüdet am Schreibtisch hängst! Sag Tschüss zu unproduktiven Vormittagen und doppelten Espressi, mit denen du deine Schläfrigkeit bekämpfst. Mach dich darauf gefasst, dass du klarer denken und geistesgegenwärtiger sein wirst. Ein trockener Monat steigert nicht nur das Wohlbefinden, er hilft dir auch, deine berufliche To-do-Liste flott und effizient abzuarbeiten.

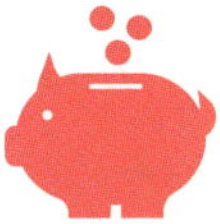

4. GRUND: **Geld sparen**

Die Feiertage haben dich vielleicht eine ganze Stange gekostet. Sinnige Geschenke für geliebte Menschen, Pflichtpräsente für andere und ebenso benötigte wie schwer verdiente Belohnungen für dich selbst gehen ins Geld. Zum Glück kostet die Teilnahme am trockenen Januar dich keinen Cent! Ganz im Gegenteil sparst du dir hier acht Euro für einen Cocktail, dort fünf Euro für ein Craft Beer, dort sechs Euro für ein Glas Wein. Dieses sauer verdiente Geld kannst du stattdessen für andere Erlebnisse, Abenteuer oder Dinge ausgeben.

Was bedeuten Ersparnisse für dich? Raten für das Auto (oder ein neues Auto)? Lebensmittel für ein halbes Jahr? Urlaub? Ein Haustier? Ein Jahr Miete? Anstatt Geld in Bars zu lassen, sparst du es an, für ein schickes neues Auto, für mehr Mahlzeiten in angesagten Restaurants, für den Traumurlaub, den du schon lange machen möchtest, für das Hündchen im Schaufenster (ja, das so süß mit dem Schwanz wedelt), für eine Verschönerung deines Zuhauses (oder sogar für einen Umzug in eine schönere Wohnung).

Es ist Zeit, etwas gebacken zu bekommen.

Reizt dich die Aussicht auf edle Menüs, auf Fernreisen oder neue Möbel nicht? Na, dann überzeugt dich vielleicht ein Blick auf deinen Kontoauszug davon, dass du dir dieses Wochenende lieber keinen auf die Lampe gießen, sondern deinen Überziehungskredit tilgen solltest. Was, kein Überziehungskredit? Du Glückliche(r)! Dann leg doch die gesparte Kohle sinnig an; investiere in eine spannende Aktie und sieh ihr beim Steigen zu!

5. GRUND: Überraschung! Unerwartete Vorzüge

Brauchst du ein konkretes Ziel vor Augen? Oder gehörst du zu den Menschen, die Überraschungen lieben? Egal, die 31-Tage-Challenge ist genau das Richtige für dich! Nicht nur, dass du kein Geld für Alkohol ausgibst und dich am 1. Februar unendlich viel reicher fühlst (na gut, vielleicht nicht sooo reich), vielleicht sitzt deine Hose jetzt auch etwas weniger eng. Vielleicht schläfst du jetzt, da du *Sayonara* zur Sangria gesagt hast, schneller ein oder schläfst die ganze Nacht durch. Viele Menschen bedenken nicht, wie stark Alkohol ihren sozialen Kalender bestimmt. Manchmal fühlt es sich direkt wie eine Wohltat an, Leute vorübergehend nicht mehr zu treffen, mit denen man sich nur angeschickert versteht. Und wahrscheinlich, auch das ziemlich unerwartet, wird deine Haut deutlich reiner. Selbst wenn dir Schönheit schnuppe ist, kann es doch nicht schaden, Pickel und andere kleine Makel ganz einfach loszuwerden, indem du auf Alkohol verzichtest.

6. GRUND: Beweise dich selbst

Wann hast du dir das letzte Mal vorgenommen ein bestimmtes Ziel zu erreichen, und die Sache dann durchgezogen? Sei ehrlich, meist blieb es doch beim guten Vorsatz. Das lag wahrscheinlich auch daran, dass du dir keine festen Fristen gesetzt hast. Fristen sind oft der Schlüssel zum Erfolg (hallo, 1. Februar!), und ein Plan, wie man ans Ziel kommt, hat noch niemandem geschadet. Um körperlich fitter zu werden, muss man oft viel Zeit investieren, außerdem Geld für Ausrüstung oder ein Studio. Aber der Vorsatz, nichts zu trinken, kostet weder Zeit noch Geld; du brauchst nur die Willensstärke, keinen Alkohol zu bestellen, dir kein Getränk einzuschenken oder es wenigstens nicht zu trinken.

Ein trockener Monat stellt keine rein körperliche oder mentale Anstrengung dar, sondern ist eine Mischung aus beidem. Ein wenig sozialer Druck spielt auch mit rein. Aber wo immer du deine Schwäche verortest (sei das nun die Versuchung, einen Erfolg im Büro mit einer Flasche Wein zu feiern, oder die Gewohnheit, mit den Kumpels zusammen Fußball in der Kneipe zu gucken), du kannst sie besiegen. Bestimmt! Das mag eine Herausforderung darstellen, aber du wirst letztendlich daran wachsen.

7. GRUND: **Bleibe im Trend**

Europäische Mode ist weltweit führend: Sie ist neu, provokant, auffällig und oft genug inspirierend (zum Kauf eines modischen Blazers oder eines schrägen Paars Socken). Den Briten verdanken wir viele neuartige, tolle Ideen in verschiedensten Lebensbereichen, etwa der Musik (die Beatles, The Who, die Rolling Stones und die Spice Girls), bei köstlichen Getränken, die ihre eigene Zeit bekommen (Tea Time), und was noch? Wir verdanken den Briten den trockenen Januar. In der Geschichte des Coolseins hatten die Briten oft die Nase vorn. Kein Wunder, dass ihr trockener Januar sich in alle Teile der Welt verbreitet hat.

8. GRUND: **Ziehe Bilanz**

Gegen Ende des Jahres blicken wir oft zurück und überlegen uns, was wir in den letzten zwölf Monaten erreicht haben. Mit wem verbringen wir unsere Zeit? Wie steht es um unsere Finanzen? Und was wollen wir im nächsten Jahr erreichen? So nehmen unsere Vorsätze Gestalt an. Manche Menschen treffen sich sogar zu Beratungen und zum gemeinsamen Brainstormen. Gut möglich, dass du ein alkoholisches Getränk in der Hand hast, während du zwischen Weihnachtspartys und fröhlichem Beisammensein deine persönliche Checkliste durchgehst.

Oft besteht ein guter Grund für einen trockenen Januar schlicht darin, sich darüber klar zu werden, welche Rolle Alkohol im eigenen Leben spielt. Mit wem trinkst du, von wem gehen die Treffen aus (und wie oft), was fühlst du vor und nach einem Cocktail (beziehungsweise einem

Bier oder einem Glas Wein, wenn dir das lieber ist)? Ist Alkohol für dich ein soziales Schmiermittel? Ein Mittel, um Beziehungen zu knüpfen oder auszuhalten? Menschen trinken aus den verschiedensten Gründen: um zu feiern und sich zu amüsieren, um sich näherzukommen und gesellig zu werden, um sich nach harten Tagen zu entspannen. Oft genug braucht es Alkohol als Ansporn, um sich von der Couch aufzuraffen und das Haus zu verlassen.

Nach einem Monat ohne Alkohol - oder vielleicht schon nach der halben Zeit, nach einer Woche oder schon nach einem Tag - wirst du deine Trigger erkennen, die zahlreichen Anlässe, zum Glas zu greifen: ein schlechter Tag, Urlaub, eine Geburtstagsparty und eine Happy Hour nach der Arbeit. Die Gründe zum Trinken können emotionaler, spiritueller, sozialer und gesellschaftlicher Natur sein. Wie immer enthalte ich mich jeder Wertung. Was auch immer die Gründe für dieses eine Getränk sind: Achte darauf, was das Trinken für dich bedeutet und welche Funktion es in deinem Leben erfüllt.

9. GRUND: Gesünder leben

Sich an Neujahr im Fitnessstudio anzumelden, ist so ein Klischee. Nein, ich scherze nur. Es ist super! Falls du dir fest vorgenommen hast, fünf Kilometer zu laufen oder im Spinning-Kurs in der ersten Reihe zu wirbeln, ist das auch eine ganz tolle Sache! (Wir feuern dich vom Straßenrand beziehungsweise aus der zweiten Reihe an!) Auch der Entschluss, sich im neuen Jahr gesünder zu ernähren, verdient Applaus!

Sich bewusster zu ernähren und mehr Sport zu treiben, kostet Geld, erfordert Zeit und gedankliche Planung. Trotzdem lohnt es sich natürlich: Hinterher siehst du besser aus und fühlst dich auch besser. Die gleichen Vorteile bietet ein alkoholfreier Monat übrigens auch. Der Verzicht auf Alkohol bewirkt nämlich Wunder. Du nimmst vielleicht nicht nur ab und schläfst besser, dein ganzer Körper, vom Gehirn bis zur Haut, profitiert.

Allerdings brauchst du für einen Dryathlon keine Hanteln oder Yogahosen (wobei wir finden, dass Muckis und Mocktails eine tolle Combo abgeben), du musst keine Makros zählen oder Geld für angebliche Wundermittel. Du musst nicht mal Grünzeug futtern, wenn du nicht magst. Du musst lediglich zu 100 Prozent auf Wein, Bier und Spirituosen verzichten.

Wenn du einen Monat (oder nur einen geselligen Abend) lang Nein zu Alkohol sagst, sparst du dir Kohlenhydrate, leere Kalorien, Zucker und Salz. Sollten diese Elemente auf deiner »Weniger davon«-Liste für das nächste Jahr stehen, darfst du sie abhaken.

10. GRUND: Mehr freie Zeit gewinnen

Die Ausrede »Ich bin zu beschäftigt« gehört zu den Klassikern. Wenn Menschen sich nicht festlegen möchten, etwas nicht durchziehen wollen, ein persönliches Ziel aufgeben, von dem sie schon lange träumen, rechtfertigen sie sich oft damit, Arbeit, Familie oder Freundeskreis kosteten sie zu viel Zeit und Energie. Oder sie geben sich selbst die Schuld: zu schlapp, Kontostand zu niedrig, keine freie Stunde verfügbar. Anstatt sich aufzuraffen, schieben sie Dinge Wochen und Monate vor sich her. Doch Rettung naht: Durch den Verzicht auf Alkohol gewinnst du jede Menge Zeit, denn es fallen weg: kurze Nächte, Kater, ewiges Ausschlafen und Müdigkeit am nächsten Tag.

Geh ruhig weiter aus, du darfst auch bis in die Puppen feiern, aber wahrscheinlich wirst du ein paar dieser Gelegenheiten auslassen und so einige freie Abende gewinnen, mit denen du anstellen kannst, was du willst. Anstatt deine Zeit mit Wodka-Shots zu verbringen, mit Tanzen und dem Bestellen eiskalter Drinks, die du fotografieren und in den sozialen Medien hochladen *musst*, bevor du sie schlürfst, holst du an einem ruhigen Abend vielleicht deine alte Gitarre wieder hervor. Vielleicht schaust du dir ein paar Folgen deiner Lieblingsserien an. Statt im Restaurant etliche Flaschen Wein zu picheln, kannst du jetzt selbst lernen, wie man ein viergängiges Menü kocht (aus dem Weg, Schuhbeck, jetzt komme ich!).

11. GRUND: Den Umgang ändern

Klar, Freundinnen und Freunde kommen aus den verschiedensten Phasen deines Lebens: Da sind Sandkastenfreundschaften, Freundschaften aus der Schulzeit, dem Studium, der Kickball-Mannschaft, der du mit 22 beigetreten bist, dem Team bei der Arbeit und dann noch Urlaubsbekanntschaften, die Eltern deiner Ex ... Du weißt, was ich meine.

Wahrscheinlich triffst du dich aber immer mit den gleichen Leuten. Die meisten Menschen arbeiten unter der Woche und leben nach festen Routinen. Selbst die Wochenenden folgen oft einem festen Muster. Wenig überraschend begegnen wir so Tag für Tag, Woche für Woche den gleichen Menschen - außer bei außerordentlichen Ereignissen wie Hochzeiten oder runden Geburtstagen (beides Gelegenheiten zum Trinken, also aufgepasst!). Wahrscheinlich trinkst du deswegen auch immer mit den gleichen Leuten, Tag für Tag, Woche für Woche, Monat für Monat.

Halten diese Beziehungen auch, wenn du keinen Old Fashioned in der Hand hast oder eine Flasche Wein köpfst?

Falls die Antwort Ja lautet: Plane eine Unternehmung, bei der kein Alkohol im Spiel ist, etwa den gemeinsamen Besuch eines Yogakurses. Du kannst auch vorschlagen, einen Städtetrip zu unternehmen, ein neues Restaurant auszuprobieren oder gemeinsam ins Fitnessstudio zu gehen (weitere Anregungen findest du ab Seite 92).

Falls die Antwort Nein lautet: Ohne Pläne (und Freundinnen oder Freunde) für Cocktailabende und Happy Hours bietet sich eine tolle Gelegenheit, den Kontakt zu anderen Menschen aus deiner Vergangenheit oder Gegenwart wieder aufzunehmen. Triff dich doch mal wieder mit Leuten ganz ohne Alkohol oder mit anderen Dryathleten und -athletinnen, die ihre neu gewonnene Freizeit auf spannende Weise verbringen wollen.

Wenn du neue Orte aufsuchst, tagsüber oder abends, triffst du fast zwangsläufig neue Menschen, potenzielle neue Freundinnen und Freunde, mit denen dich zumindest schon ein gemeinsames Interesse verbindet. Sprenge deine Blase - das ist besonders wichtig, wenn du sonst nie deine Komfortzone verlässt und ständig in die gleichen Bars, Lounges, Restaurants und Stadtviertel gehst. Wenn du unbenebelt neue Menschen triffst, merkst du auch sofort, ob du ihre Gesellschaft genießt (und umgekehrt!). Ohne Drinks fehlt die rosa Brille, die Menschen in einem besseren Licht erscheinen lässt, es fehlt der soziale Schmierstoff, der dich sonst uninteressante Gespräche ertragen lässt.

So, jetzt hast du eine ganze Latte von guten Gründen, warum du dich auf einen trockenen Januar (oder Februar ...) einlassen solltest. Betrachten wir jetzt, welche Vorteile es für dich hat, wenn du 31 Tage lang keinen Alkohol trinkst.

PRIORITÄTEN-**BAR**OMETER

»Wie entschlossen bist du?« statt »Wie besoffen bist du?«!

Warum möchtest du einen Monat lang auf Alkohol verzichten? Manchmal lässt sich der Grund in einem Wort zusammenfassen, manchmal reichen keine sieben Sätze. Letztlich hat jeder Mensch seine eigenen Gründe! Mit diesem Fragebogen findest du heraus, was dich am meisten motiviert. Gib deine Bewertungen ab, von 1 (mir egal) bis 5 (muss sein):

ZEIT FÜR NEUJAHRSVORSÄTZE!
Ich wünsche mir eine zeitlich genau begrenzte Herausforderung.

1 2 3 4 5

NEUES JAHR, NEUES ICH
Ich wünsche mir eine allmähliche Veränderung, von Tag zu Tag.

1 2 3 4 5

Ich vergrabe mich in ARBEIT und mir gelingt etwas.

1 2 3 4 5

Ich möchte GELD sparen.

1 2 3 4 5

Schönere HAUT bitte, ohne Make-up!

1 2 3 4 5

Besser SCHLAFEN, ohne Schäfchenzählen …

1 2 3 4 5

Robuster MAGEN

1 2 3 4 5

ICH TESTE MEINE GRENZEN
(wie in der siebten Klasse im Sportunterricht).

1 2 3 4 5

HER MIT DEN TRENDS!
Ich probiere jeden coolen Trend aus.

1 2 3 4 5

ICH ZIEHE BILANZ über die Beziehungen meines Lebens.

1 2 3 4 5

ICH MÖCHTE VOR ALLEM GESÜNDER LEBEN.
(Ich habe sogar neue Turnhosen gekauft!)

1 2 3 4 5

ICH SEHNE MICH NACH MEHR FREIZEIT (für, äh, anderes).

1 2 3 4 5

Eine VERÄNDERUNG meines Freundeskreises wäre schön.

1 2 3 4 5

Während Unternehmungen fühle ich mich LEBENDIG!

1 2 3 4 5

KAPITEL 2

Was du gewinnst, wenn du auf Alkohol verzichtest

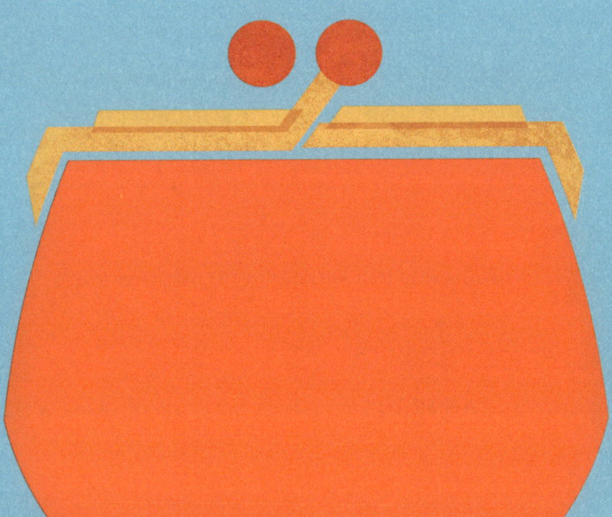

Es gibt massenweise gute Gründe für einen trockenen Januar (nüchternen Oktober oder Nichttrink-November), aber du wirst auch weitere, weniger offenkundige Vorteile eines Monats ohne Alkohol für dich entdecken. Du erwartest vielleicht, einfach ein paar Martinis weniger zu trinken, aber deine einmonatige Unternehmung wird auch ein paar unerwartete Vorteile bringen.

Nämlich: Der Entschluss, Alkohol aus deinem Alltag zu verbannen, wird sich auf die Art auswirken, wie du Geld ausgibst, Getränke und Nahrung konsumierst und deine Zeit verbringst.

Dein Lebensstil wird sich auf ungeahnte Weise verändern, sobald Alkohol darin keine Rolle mehr spielt. Wenn du die Getränkerechnungen, Kalorien und Stunden erst einmal zusammengezählt hast, wirst du Drinks für immer in einem anderen Licht betrachten. Zahlen lügen ebenso wenig wie ein fürchterlicher Kater.

Weniger Partys, mehr Kohle

Von Gastgeschenken für die Ausrichtenden von Partys über Getränke im Stadion, Wodkarunden bei Geburtstagsfeiern und der gepflegten Flasche Wein zum Entspannen zu Hause bis hin zu Cocktails an fröhlichen Ausgeh-Abenden: All das geht ins Geld. Wahrscheinlich ahnst du gar nicht, wie viel du für Cocktails, Shots, Bier und Wein ausgibst. Vielleicht hast du ja ein eigenes Alkoholbudget (wenn nicht gerade trockener Januar ist) und weißt, wie viel du pro Woche oder Monat für Alkoholika ausgeben darfst. Wenn das für dich funktioniert, prima! Wenn dein Girokonto aber in den Miesen ist und du ständig kämpfst, die Miete für den nächsten Monat aufzubringen, dann lies weiter.

Einer Statistik des Arbeitsministeriums zufolge geben die Menschen in Amerika im Schnitt ein Prozent ihres Einkommens für Alkohol aus. Was verdienst du im Jahr? Jetzt teile diesen Betrag durch 100. Was würdest du mit diesem Geld machen, wenn du es übrig hättest? Würdest du dein Girokonto wieder ausgleichen oder Verbraucherkredite zurückzahlen? Oder würdest du dir die Mittelmeer-Kreuzfahrt leisten, von der du schon so lange träumst? Würdest du deine Garderobe aufhübschen, Geld in Aktien stecken oder einem geliebten Menschen etwas kaufen, das dieser sich schon lange wünscht? Genau das kannst du dir vornehmen – tatsächlich lässt sich ein trockener Monat leichter durchhalten, wenn du ein konkretes Ziel anstrebst.

»Eine Herausforderung wie den trockenen Januar bewältigst du am besten, indem du sie mit einem ganz spezifischen Ziel verknüpfst, das dir am Herzen liegt«, erklärt Shannon McLay, CEO und Gründerin der Finanzberatung The Financial Gym. »Definiere, was die Erreichung dieses Ziels genau für dich bedeutet.«

Als Beispiel nennt McLay einen einwöchigen Trip nach Island mit der besten Freundin. Als Erstes schaust du nach, was Flüge und Hotels kosten, schätzt, wie viel für Mahlzeiten und Unternehmungen dazukommt, und addierst alles. Hast du diese magische Zahl erst einmal, kannst du sie mit der Summe vergleichen, die du täglich einfach dadurch sparst, dass du nichts trinkst.

»Diese Kalkulation erleichtert es dir ungemein, Nein zum täglichen Glas zu sagen, weil du in Wirklichkeit Ja zur Islandreise nächstes Jahr sagst«, erläutert McLay.

DER WELLENEFFEKT IM COCKTAILGLAS

Vergiss bei der Berechnung (Multiplikation des wöchentlichen Whiskey-Sour-Konsums mit 52) nicht die versteckten Kosten des Trinkens. (Selbst wenn du wirklich Glück hast und der Betreiber des Ladens, in dem du regelmäßig trinkst, dir immer mal wieder einen ausgibt.) Mancher Drink mag aufs Haus gehen (oder billiger sein als in den umliegenden Bars), doch du darfst beim Zusammenzählen nicht bei den Kosten für Wodka Sodas und Sancerres aufhören.

Angenommen, der Drink deiner Wahl kostet in deinem Lieblingsladen acht Euro (was für die meisten Cocktails günstig wäre). Wenn du nun dreimal die Woche ausgehst und jeweils zwei, drei Cocktails trinkst, gibst du wöchentlich 48 bis 72 Euro aus! Oder 1664 bis 3722 Euro jährlich! Und da ist das Trinkgeld und die Taxifahrt nach Hause noch gar nicht mit drin.

Denn es kostet dich ja auch etwas, zu deinem »Wasserloch« zu kommen und hinterher wieder nach Hause. Und weil du ja was trinken willst, kannst du nicht das Auto oder Motorrad nehmen (beziehungsweise Fahrrad, Boot oder Motorroller). Es ist lieb, wenn ein netter Mensch dich hinbringt und später abholt (danke, Mami), vielleicht aber auch keine dauerhafte Lösung – insbesondere, wenn deine Fahrgelegenheit gern

2496 bis 3722 Euro jährlich für alkoholische Getränke

schon vor zwei Uhr morgens zu Bett gehen würde. (Ja, manche Menschen, inklusive deiner Mami, nehmen ihren Schönheitsschlaf lieber ohne Unterbrechungen.)

Taxis, Fahrdienste und öffentliche Verkehrsmittel (Busse, U-Bahnen, Züge und Trambahnen) kosten aber Geld. In New York zahlt man für eine einfache Fahrt mit U-Bahn oder Bus schon 2,75 Dollar, sodass du schon 5,50 Dollar für Transport ausgegeben hast, bevor du den ersten Schluck nimmst. Gehst du dreimal die Woche aus, summieren sich die Fahrtkosten auf 16,50 Dollar. Mal 52 Wochen im Jahr macht 858 Dollar! Und mit Fahrdiensten oder Taxis kommt das Ganze natürlich noch viel teurer.

Vergiss nie: Auch wenn du selbst zur Bar fährst (und das Auto hinterher stehen lässt oder jemand Fahrtüchtigen hast, der nüchtern bleibt), kostet der Sprit Geld. Und Freundinnen und Freunden oder Eltern, die so freundlich sind, dich zu fahren, solltest du netterweise diesen Gefallen erwidern (und für das Benzin aufkommen). Umgekehrt kannst du in deinem trockenen Januar (nüchternen Oktober oder trockenen Juli) für andere fahren und dir diese Gefälligkeiten vergüten lassen!)

Selbst das Trinken zu Hause kostet Geld. Damit Wein und Bier ihren Geschmack voll entfalten können, brauchst du die richtigen Gläser, für Mixgetränke (wenn du deine Spirituosen nicht pur oder auf Eis trinkst) Cola, Sprudel oder Saft. Wenn du in einem Anflug von Kreativität selbst Cocktails erfinden (oder Klassiker nachmachen) möchtest, brauchst du spezielle Zutaten, Verzierungen, Sirups und Gerätschaften wie Shaker und Barsiebe.

Wie teuer ein alkoholischer Abend zu Hause für dich ist, hängt stark von der Qualität deiner Alkoholika und der Zutaten ab. Eine weitere Rolle spielt, wie viele Gäste du hast – die alle irgendwie zu dir kommen müssen; diese Transportkosten musst du auch zu den Gesamtkosten für den Abend zählen. Auch wenn du selbst nicht zur Bude eines Freundes fahren musst, *irgendjemand* (dein Saufkumpan oder die Mädelsgang) muss fahren und dafür zahlen. Lege all diese Elemente in den Warenkorb und schau, wie viel herauskommt!

Auch Kuren gegen den Kater belasten das Bankkonto. All die Nahrungsergänzungsmittel und Wunderheilmittel (vorher oder hinterher genommen), die Tabletten, Getränke und Tropfinfusionen sind nicht gratis.

Selbst gesunde Nahrungsmittel und Getränke, die du sonst nicht gekauft hättest – zum Beispiel Kokoswasser –, gehen ganz schön ins Geld, wenn man sie über die Woche zusammennimmt. Und nicht zu vergessen die Kosten für Mitternachtssnacks: Pizza, Fritten, Döner und sonstige Imbisse von Buden, die noch geöffnet sind, wenn Bars, Clubs und Lounges ihre Türen schließen. All diese Snacks knabbern langfristig an deinem schwer verdienten Einkommen.

ROTWEIN ODER FRÜHER IN RENTE?

All das summiert sich: 2496 bis 3722 Euro jährlich für alkoholische Getränke, dazu 700 Euro an Transportkosten zu deinem »Wasserloch« und zurück. Schauen wir jetzt mal, was passiert, wenn man das über ein Jahrzehnt zusammenrechnet. (Die Zahl fällt deutlich höher aus, wenn du Taxis oder Fahrdienste nutzt, und kann sich vervielfachen, wenn gutes Restaurantessen oder Mitternachtssnacks dazukommen. Wohlgemerkt ist die Inflation der Getränkepreise im Laufe des Jahrzehnts nicht einkalkuliert.) Die Kosten für zwei bis drei Weggeh-Abende wöchentlich belaufen sich über ein Jahrzehnt gerechnet auf 31 960 bis 44 220 Euro.

Ganz im Ernst: Hat dich das bestürzt? Hast du die Rechnung nachgeprüft und deiner besten Freundin eine SMS geschickt? Dann atme einmal tief durch. Danach denkst du vielleicht: »Wie kann es sein, dass ein einziger Mensch (du) zigtausend Euro dafür ausgibt, um sich zu betüddeln?« Dennoch stimmt die Rechnung. Und jetzt halte dich fest, denn es kommt noch schlimmer: Diese Summe steht ja nur für zehn Jahre Proseccoschlürfen, nicht für dein ganzes Leben.

Pro Jahrzehnt gibst du

31 960
bis
44 220
Euro

fürs Trinken aus, wenn du dreimal die Woche ausgehst.

Während du noch überlegst, wie du das gesparte Geld ausgeben könntest (für Schuhe, Stadionbesuche, Urlaube), vergiss bitte eines nicht: die Möglichkeit, früher in Ruhestand zu gehen. Bei »Sparen« denken die meisten zwar an weniger Onlinekäufe (was natürlich das Bankkonto schont), aber manche Menschen schaffen es, noch vor dem 50. Geburtstag finanzielle Unabhängigkeit zu erreichen. Mit 50! Was bedeutet, dass sie ihren Chefs (ganz höflich) Tschüss sagen dürfen. Möchtest du auch jung in den Ruhestand gehen? Ein trockener Monat kann dich diesem Ziel näherbringen. Du brauchst ja nicht gleich die Mitgliedschaft bei deinem schicken Fitnessstudio kündigen, um monatlich etwas anzusparen. Verzichte lieber einen Monat auf alkoholische Getränke und all die Snacks, die du nur betrunken zu dir nimmst.

Ein Prosit auf produktive Arbeit

Mit dem einmonatigen Verzicht auf Alkohol sanierst du vielleicht nicht nur deine persönlichen Finanzen, du hilfst auch der ganzen Volkswirtschaft. Einer Studie der amerikanischen CDC zufolge kostete der Konsum von Alkohol die amerikanische Wirtschaft 2010 fast 250 Milliarden Dollar. In diese Summe gingen die Geldstrafen für Straftaten mit Alkoholbezug ein, die Behandlungskosten für Alkoholfolgen und die verminderte Produktivität angetrunkener Arbeitskräfte.

»Na ja«, denkst du dir jetzt vielleicht, »was juckt mich das? Ist doch nicht weiter schlimm, wenn ich gelegentlich mal einen Tag blaumache, um einen Kater auszukurieren?« Leider doch. Denn für 40 Prozent dieser Viertelbillion mussten die amerikanischen Steuerzahlenden aufkommen. Autsch. Egal, wo du politisch stehst, findest du doch bestimmt, dass dein Steuergeld von der Regierung besser ausgegeben werden könnte, oder?

Die Folgen des Trinkens abwägen

Klar, der Jahreswechsel inspiriert uns oft zu guten Vorsätzen. Viele davon sind Klassiker, und manchmal geloben Menschen sogar, ihr ganzes Leben radikal zu verändern. Glaubt man den Januar-Titelblättern (»Neues Jahr - neues Ich«) und den sozialen Medien, nehmen sich Jahr für Jahr unzählige Menschen vor, sich gesünder zu ernähren und abzunehmen. Kannst du weiterhin einmal die Woche kräftig einen heben und trotzdem drei Kilo abnehmen? Vielleicht. Aber schneller erreichst du dein Ziel ohne Alkohol.

Der gesunde Menschenverstand verrät dir ja schon, dass du Kalorien einsparen musst, um abzunehmen (stimmt ja auch). Ein wenig kniffliger ist allerdings die Frage, wo sich diese Kalorien einsparen lassen. Die einen nehmen sich vor, weniger zu essen und zu trinken. Andere setzen auf mehr Bewegung, um Energie zu verbrennen. Und manche kombinieren beides.

Sehr einfach sparst du aber Kalorien, indem du auf Alkohol verzichtest. Ein Monat ohne Alkohol bedeutet automatisch, dass du weniger Kalorien zu dir nimmst - ohne dass du groß nachrechnen müsstest, welcher Drink auf der Getränkekarte wohl die wenigsten Kalorien hat. Nur zur Info (auch für die restlichen elf Monate des Jahres):

- **Ein kleines Glas Wein** (125 ml) hat etwa 100 Kalorien.
- **Eine Dose Bier** hat etwa 154 Kalorien.
- **Ein Wodka-Shot** (2 cl) hat 45 Kalorien (nicht eingerechnet den Saft oder Sirup, der vielleicht auch noch im Glas ist).
- **Ein einziges Glas Margarita** (250 ml) kann bis zu 455 Kalorien enthalten.

So, und jetzt stelle die gleiche Rechnung auf wie oben für die Kosten des Trinkens: Angenommen, du gehst dreimal die Woche aus und konsumierst dabei je zwei bis drei alkoholische Getränke. Dann kommst du allein mit Wein und Bier auf 600 bis 1386 Kalorien pro Woche und auf 31 200 bis 72 072 Kalorien pro Jahr.

NEBENBEMERKUNG:
30 000 Kalorien entsprechen einer 750-ml-Packung kalorienarmer Eiscreme pro Woche, 72 000 Kalorien entsprechen der Energie, die in einer 500 ml großen Packung normaler Eiscreme pro Woche steckt!

Und wenn du den köstlichen Margaritas nicht widerstehen konntest, hast du allein in dieser Woche 2730 bis 4095 Kalorien in dieser Form zu dir genommen. Für Mathe-Genies: Das sind 141 960 bis 212 940 Kalorien im Jahr!

... UND JETZT ZUM FAST-FOOD-JIEPER

Hat es dich nach ein paar Drinks je nach einem ausgewogenen grünen Salat gelüstet, mit einer ganzen Palette von Gemüse und Früchten, schlankem Protein und der perfekten Menge Makros? Nein? Das ziehst du dir nach einem Barbesuch nicht rein? Keine Sorge, ich verurteile dich da nicht ... ehrlich! Du stehst in dieser Angelegenheit nicht allein da – so wie du auch in den Schlangen vor den Mitternachtsimbissen nicht allein stehst, sondern mit deiner Partygesellschaft geduldig wartest, bis die anderen vor dir ihre Currywürste, Pizzaecken und Fritten bekommen haben. Viele Menschen ernähren sich ganz fürchterlich, wenn sie erst mal was getrunken haben. Aber das wird dir im trockenen Januar nicht passieren!

- Einmal lecker Currywurst: 416 Kalorien
- Eine Ecke Pizza frisch aus dem Ofen: 285 Kalorien
- Eine Portion perfekt knuspriger Fritten: 385 Kalorien

Wenn du an deinen Ausgeh-Abenden nur einen dieser Snacks isst, nimmst du allein damit 570 bis 1248 Kalorien pro Woche zusätzlich zu dir. Pro Jahr macht das 29 640 bis 64 896 Kalorien – zusätzlich zu den Kalorien deiner Drinks!

Allein durch den Verzicht auf Mitternachtssnacks könntest du bis zu neun Kilo im Jahr abnehmen! Jetzt denkst du dir vielleicht: »Ich esse nie Fast Food, wenn ich ausgehe.« Echt? Super! Lies aber vielleicht trotzdem weiter, dann erfährst du ein paar interessante Tatsachen über Snacks, die dich vielleicht auch in Zukunft davor bewahren, in die Mitternachts-Currywurst-Falle zu tappen. Du darfst gern auch deine Freundinnen und Freunde warnen!

Um all diese Werte mal in Relation zu setzen: Ein Kilo Körperfett hat einen Brennwert von 7000 Kalorien. Um pro Woche nur ein Pfund abzunehmen, musst du jeden Tag 500 Kalorien einsparen. Dieses Tagesziel erreichst du schon fast, indem du nur auf eine einzige Margarita verzichtest, salzig oder nicht, frozen oder nicht. Eine kleine Umstellung deiner Gewohnheiten könnte die Pfunde also ganz flott purzeln lassen. Selbst wenn Abnehmen gar nicht auf der Liste deiner Neujahrsvorsätze stand, purzeln die Pfunde vielleicht fast von allein, sobald Drinks und nächtliche Currywurst von deinem Speiseplan verschwinden.

PROFI-TIPP: WENN DU VOR ALLEM MEHR KALORIEN VERBRENNEN MÖCHTEST, IST ES AUCH IM TROCKENEN JANUAR TOTAL OKAY, UNGEÖFFNETE BIER-, WEIN- ODER SCHNAPSFLASCHEN ALS HANTELN ZU VERWENDEN – SOLANGE DU SIE NICHT HINTERHER KÖPFST.

Buchstäblich weniger Zeit verschwenden

Warum auch immer du Alkohol trinkst – um richtig zu feiern oder um nach einer anstrengenden Woche zu entspannen –, die Sache ist nur selten in fünf Minuten erledigt. Das Trinken zieht sich oft ziemlich lange hin (auf gut Deutsch: stundenlang), tagsüber und abends. (Hinweis: Bier auf ex zu trinken, Schnäpse zu kippen und Wein aus der Flasche zu gluckern, weil es so schneller geht und man sich das Glas spart, macht dich im Nu besoffen. Es stoppt zwar niemand die Zeit, aber man darf wohl zu Recht behaupten, dass man sich mit solchen Aktionen – je nach Konstitution und Alkoholtoleranz – in Sekunden oder Minuten besaufen kann.)

Sich mit einer Freundin auf ein schnelles Glas Wein zu treffen (oder allein für ein Getränk in eine Bar zu springen), mag ja nicht wie ein schlimmer Zeitfresser erscheinen. Sollten es dann aber doch zwei, drei oder mehr Getränke werden, fällt dir irgendwann siedend heiß ein, dass eigentlich schon längst Zeit fürs Bett wäre (ups!).

Und selbst wenn es bei einem Drink bleibt, dauert der Besuch vielleicht doch länger als erwartet, je nachdem, wie schnell der Service ist oder wie viel deine Begleitung trinken möchte.

BIS ZUR SPERRSTUNDE

Im Rahmen unserer Überlegungen gehen wir jetzt einfach mal davon aus, dass jeder Kneipenbesuch eine (schnelles Feierabendbier) bis vier Stunden (wildes Feiern, als gäbe es kein Morgen) dauert. Angenommen, du gehst zwei-, dreimal die Woche aus, dann kommst du auf zwei bis zwölf Stunden wöchentlich in Bars und Lounges. (Nicht eingerechnet habe ich die Zeit, die du zur Kneipe und zurück oder zwischen zwei »Wasserlöchern« brauchst. Auch die Zeit für eventuelle Vorbereitungen ist nicht einkalkuliert: unter die Dusche springen, schminken, sich die Haare machen, umziehen ...)

Im Laufe eines Jahres verbringst du 208 bis 1872 Stunden damit, Flaschen zu köpfen oder Biergläser zu halten.

Das ist eine Menge Zeit, die sich produktiver nutzen ließe, für die Erfüllung lästiger Aufgaben zu Hause (die Bude aufräumen) oder im Büro. Du hättest auch selbst kochen oder deinen vorzeitigen Ruhestand planen können. In all den Stunden hättest du auch Dinge tun können, die du gern machst, wie lesen, schlafen, Filme gucken, Sport treiben oder kochen. Aber weißt du was? In deinem trockenen Monat kannst du anfangen, lästige Punkte von der To-do-Liste zu erledigen und mehr Dinge zu unternehmen, die dir Spaß machen.

DER MORGEN DANACH

Hast du dir für das neue Jahr vor allem vorgenommen, produktiver zu werden und deine Zeit besser zu nutzen? Dann ist Verzicht auf Alkohol ein toller Start. »Am Anfang besseren Zeitmanagements steht eine Bestandsaufnahme, wie viel Zeit uns zur Verfügung steht und wie wir sie nutzen«, erklärt Tanya Dalton, die Gründerin von inkWELL Press Productivity Co. »Meiner Ansicht nach bedeutet das, sich hauptsächlich auf die wichtigen Aufgaben zu konzentrieren. Nimmst du die Zeit aber verzerrt wahr, wächst dir schnell alles über den Kopf. Du fühlst dich ein bisschen, als würdest du durch ein Spiegelkabinett irren.« Damit meint

Tanya Dalton nicht das Karussell, das sich manchmal in deinem Kopf dreht, wenn du besoffen bist. »Zeit ist absolut – 60 Minuten ergeben eine Stunde –, doch wir nehmen sie sehr relativ wahr«, sagt sie. »Die gleiche Zeitspanne – eine Stunde – kann sich angenehm hinziehen, etwa wenn wir am Strand liegend einen Cocktail schlürfen, oder im Flug vergehen, etwa wenn ein naher Abgabetermin droht. Zeit kann sich dehnen wie Karamell oder zusammenschnurren und im Nu verfliegen.«

Egal, ob sie die Zeit nun verzerrt wahrnehmen oder nicht, verschwenden Menschen auf ihren Sauftouren Stunden. Und im Nachklapp (Stichwort: Kater) leidet auch der folgende Morgen, Nachmittag und vielleicht sogar Abend – Ewigkeiten nach der letzten Runde. Vielleicht verbrätst du nur eine uneingeplante Stunde, vielleicht hängst du aber auch zwölf Stunden lang in den Seilen und holst Schlaf nach. Sprich, du schaffst es vielleicht nicht, zur Arbeit zu gehen, Freunde (und Familie) zu sehen oder wichtige Dinge zu erledigen. Multipliziere diese wöchentlich verlorenen Stunden mit 52, und du kommst auf weitere 208 bis 1872 Stunden, die buchstäblich den Bach runtergehen. (Trockener Januar = keine Drinks = kein Kater!)

Healthcare, ein Händler für Nahrungsergänzungsmittel, Vitamine und Gesundheitsprodukte, befragte 2000 Menschen in Großbritannien (hier wurde der trockene Januar erfunden), wie oft sie sich verkatert fühlten. Es ergab sich, dass Alkoholkonsumenten über 18 Jahren (dem gesetzlichen Mindestalter) einmal pro Monat mit einem schrecklichen Kater erwachen. Im Laufe eines Lebens summiert sich das auf 724 Tage Kopfweh und Übelkeit ... (Trommelwirbel): Das sind zwei volle Jahre. (Mathematik trifft nicht jedermanns Geschmack, aber lügen tut sie nie.) Statt dich zu übergeben, den Tag zu verschlafen und dich krankzumelden, könntest du einen Master machen, zwei Babys austragen und/oder deine Haare um 30 Zentimeter wachsen lassen. So lang sind zwei Jahre! (Kein Wunder, dass der trockene Januar in Großbritannien und anderswo Jahr für Jahr populärer wird!)

Entscheide dich also weise. Trinken hat sehr vielfältige Folgen – und der Verzicht auf Alkohol bringt viele Vorteile.

Ergänze ___den___ Lücken___text___

Ergänze den folgenden Text, einmal vor dem trockenen Januar, einmal hinterher. Antworte ehrlich oder mache dir einen Spaß daraus und bitte einen Freund oder eine Freundin, Unsinn in die Lücken zu schreiben.

ZU BEGINN MEINES TROCKENEN MONATS

Heute ist der ______________________ (TAG, MONAT), der Beginn meines alkoholfreien Zeitraums von 28/29/30/31 (EINKREISEN) Tagen. Meine Haut beschreibt man am besten mit __________________ (ADJEKTIV). Üblicherweise schlafe ich nachts um ___________ (ZAHL) Uhr ein, wache um ___________ (ZAHL) Uhr morgens auf und fühle mich _____________ (ADJEKTIV). Nachts wache ich nicht auf. (UNZUTREFFENDES STREICHEN) Mein Magen fühlt sich nach einer Mahlzeit insgesamt ______________ (ADJEKTIV) an. Aktuell nehme ich etwa ___________ (ZAHL) Kalorien am Tag zu mir. Ich wiege _________ (ZAHL) Kilo. Ich gebe täglich/wöchentlich (EINKREISEN) etwa _______ (ZAHL) Euro für gesellige Unternehmungen aus, bei denen Alkohol im Spiel ist. Meine beste Entscheidung letzten Monat war ____ (LEISTUNG IM VORMONAT). Weniger beeindruckend war vielleicht, als ich ________________________________ (PEINLICHE AKTION). Bei der Arbeit fühle ich mich ______________________________ (ADJEKTIV). Geschätzt verbringe ich _____ (ZAHL) Stunden die Woche damit, Alkohol zu trinken und meinen Kater zu pflegen. Zur Erholung mache ich (Aktivitäten, bei denen getrunken wird oder nicht) _________________ (VERB), __________________ (VERB) und __________________ (VERB), was mich _________________________ (ADJEKTIV), _________________________ (ADJEKTIV) und _____________________________ (ADJEKTIV) macht. Meine Einstellung zum Konsum von Alkohol lässt sich mit ____________________________ (ADJEKTIV) beschreiben.

NACH DEM TROCKENEN MONAT

Heute ist der ________________, das Ende meines alkoholfreien
TAG, MONAT
Zeitraums von 28/29/30/31 Tagen. Meine Haut beschreibt man am bes-
EINKREISEN
ten mit ________________. Üblicherweise schlafe ich nachts um
ADJEKTIV
_______ Uhr ein, wache um __________ Uhr morgens auf und fühle
ZAHL ZAHL
mich ____________. Nachts wache ich nicht auf. Mein Magen fühlt sich
ADJEKTIV UNZUTREFFENDES STREICHEN
nach einer Mahlzeit insgesamt ____________ an. Aktuell nehme ich
ADJEKTIV
etwa __________ Kalorien am Tag zu mir.
ZAHL

Ich wiege ________ Kilo. Ich gebe täglich/wöchentlich etwa
ZAHL EINKREISEN
_______ Euro für gesellige Unternehmungen aus, bei denen Alkohol im
ZAHL
Spiel ist. Meine beste Entscheidung letzten Monat war ____________
VERB, NOMEN ODER ADVERB
______________________. Weniger beeindruckend war vielleicht, als
ich ____________________________________. Bei der Arbeit fühle
VERB, NOMEN ODER ADVERB
ich mich __________________________. Geschätzt verbringe ich _____
ADJEKTIV ZAHL
Stunden die Woche damit, Alkohol zu trinken und meinen Kater zu pflegen. Zur Erholung mache ich (Aktivitäten, die mit dem Konsum von Alkohol zusammenhängen oder nicht) __________________,
VERB
___________________ und ___________________, was mich
VERB VERB
_______________________, _______________________ und
ADJEKTIV ADJEKTIV
_________________________ macht. Meine Einstellung zum Konsum
ADJEKTIV
von Alkohol lässt sich mit __________________________ beschreiben.
ADJEKTIV

KAPITEL 3

Neben-wirkungen können variieren

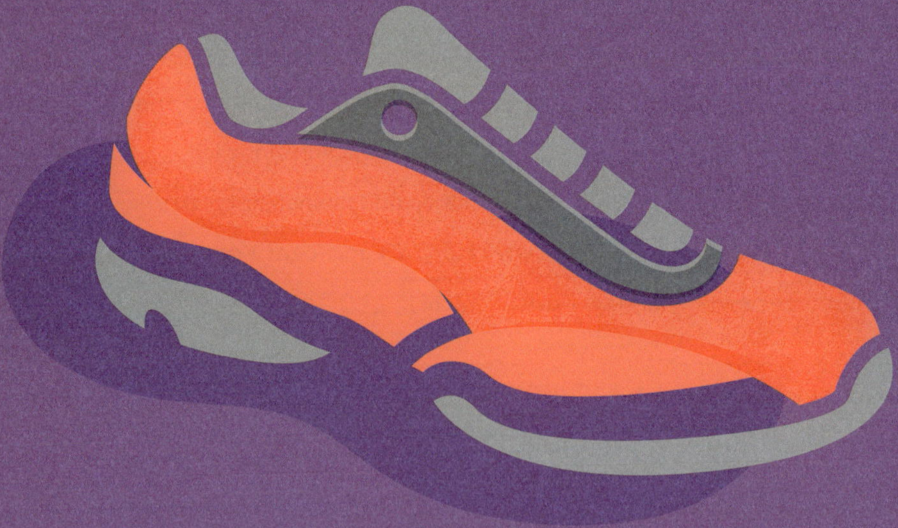

Nun wird es Zeit, sich die Folgen eines Monats ohne Alkohol genauer anzusehen. Das Vorhaben, auf Alkohol zu verzichten, inspiriert dich vielleicht dazu, mehr Sport zu treiben, dich gesünder zu ernähren oder Dinge zu tun, die dich letztlich glücklicher machen. Du fühlst dich nicht nur besser: Deine Gesundheit profitiert nachgewiesenermaßen.

Unter Profis: Mögliche Folgen sind, dass du weniger Junkfood isst, besser schläfst (Tschüss, Schäfchen zählen!), deine Verdauung besser funktioniert, deine Haut gesünder aussieht, deine körperliche Leistungsfähigkeit steigt und dein Kopf klarer wird (wer mag schon den ganzen Tag im Nebel stecken? Sorry, Golden Gate-Bridge, nicht beleidigt sein). Während deine Kolleginnen und Kollegen sich mit Erkältungen herumplagen (zu jeder Jahreszeit), pflügst du mit gestähltem Immunsystem durch den Monat. Du verfügst über mehr Energie und triffst klügere Entscheidungen (beziehungsweise schießt nicht angeschickert Riesenböcke).

Rundumerneuerung

Jede Art von Alkohol enthält Kalorien. Zucker, Säfte und Sirup in Drinks enthalten ebenfalls Kalorien. All die essbaren Dekorationen, zuckrig, fruchtig oder blättrig (ja, auch die), ebenfalls. Man darf wohl behaupten, dass in den meisten Cocktailzutaten nicht übermäßig viele Proteine, Ballaststoffe, Antioxidantien oder Vitamine stecken – durch deinen Verzicht auf Alkohol während des trockenen Monats ersparst du dir also viele leere Kalorien ohne jeden sonstigen Nährwert (eine Aufstellung der Brennwerte findest du auf Seite 41). Das heißt: Wenn einer deiner Vorsätze zum neuen Jahr lautete, ein paar Pfund abzuspecken oder dich gesünder zu ernähren, bist du deinem Ziel schon einen großen Schritt nähergekommen!

»Es ist ganz einfach: Wenn die Kalorien, die du zu dir nimmst, keine Befriedigung hinterlassen und keine weiteren Nährstoffe enthalten, dann sind sie ›leer‹«, erklärt Jaclyn London, eine ausgebildete Ernährungsberaterin, Leiterin der Abteilung Ernährung und Wellness bei den WeightWatchers und ehemalige Ernährungschefin der Zeitschrift *Good*

Housekeeping. Vor allem meint sie damit kalorienreiche Cocktails wie Margaritas, Daiquiris oder fertige Piña-colada-Mischungen sowie alle Getränke, in die noch Zucker, Sahne oder sahneähnliche Zutaten hineinkommen, beispielsweise Russians und Eierpunsch.
Aber hier zählt nicht nur die reine Kalorienersparnis, vor allem zählt, *wie* du Kalorien zu dir nimmst, nämlich *bewusst*. Das macht eine gesunde Ernährungsweise aus, und diese Einstellung ändert sich während deines trockenen Monats. »Wenn wir Kalorien trinken statt essen, sind wir schon im Nachteil«, sagt London. »Das Kauen und allgemeiner der Vorgang des Essens regt den Verdauungstrakt an, der im Mund beginnt. Je mehr Zeit du dir für Nahrungsmittel nimmst, die dir schmecken *und* Ballaststoffe zuführen, desto nahrhafter wird das Ganze für dich.«
Auch wenn es heißt, ein Glas Wein zu trinken sei gesund, meint London doch, es gebe bessere Möglichkeiten, sich die guten Nährstoffe im Wein zu sichern. »Mit Wein verhält es sich wie mit Saft: Ein Glas Saft zu trinken, ist längst nicht so gesund, wie eine Orange zu essen, ein Glas Wein zu trinken, ist längst nicht so gesund, wie Trauben zu essen. Das liegt hauptsächlich an den Ballaststoffen.«

Stärkung des Verdauungs- und Immunsystems

Trinkst du nur gelegentlich ein Gläschen in Gesellschaft? Oder neigst du zum Kampftrinken? Wahrscheinlich bewegst du dich irgendwo dazwischen. Wie auch immer – Alkohol stört die Verdauung. Wenn du es hasst, Bauchweh zu haben (wer tut das nicht?), oder du deinem Magen etwas Gutes tun möchtest, dann liegst du mit einem alkoholfreien Monat genau richtig.

»Alkohol bleibt eine Zeit lang im Magen und geht ebenso ins Blut wie in den Dünndarm«, erklärt Dr. Peyton Berookim, ein Gastroenterologe in Los Angeles. »Er hemmt die Säureproduktion und vermindert damit die Fähigkeit des Magens, schädliche Bakterien unschädlich zu machen. Diese wandern dann in den oberen Dünndarm. Möglicherweise leiden auch die Schleim produzierenden Zellen, die deine Magenwand vor Beschädigungen durch Säure und Verdauungsenzyme schützen und damit Entzündungen verhindern sollen.« Igitt! Dr. Berookim erwähnt auch, dass Getränke mit mehr als 15 Volumenprozent Alkohol die Entleerung des Magens verzögern, wodurch Bakterien sich im Nahrungsbrei vermehren, was Magenschmerzen auslösen kann.

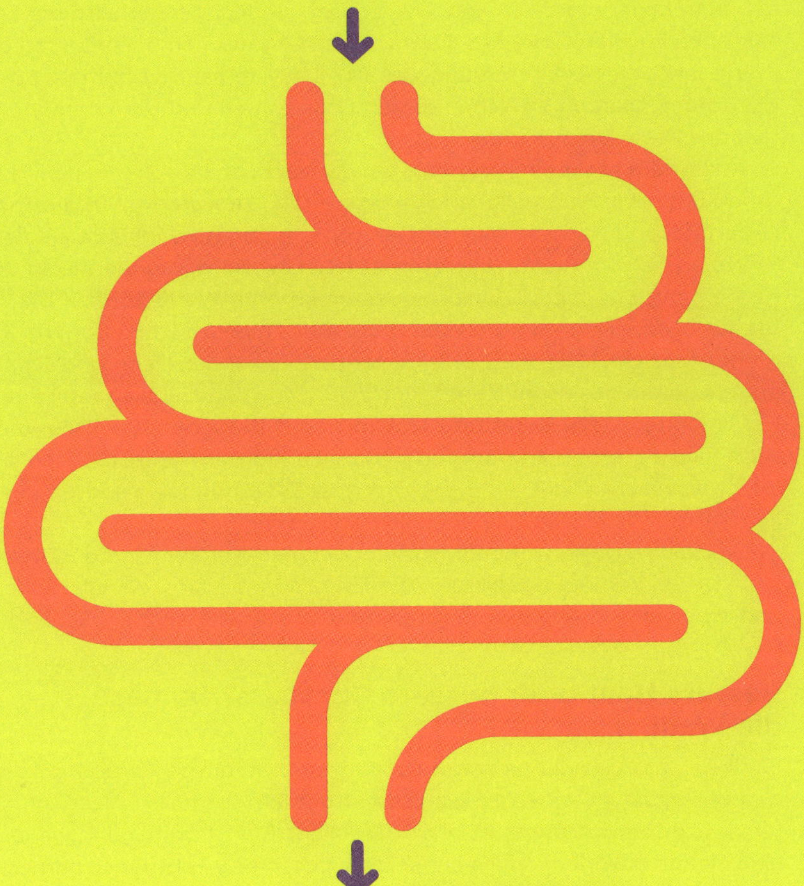

IMMER IN BEWEGUNG BLEIBEN

Die Verdauung am Laufen halten – das ist doch ein schöner Anreiz. Sollte dir das nicht genügen, dann nimm dir zu Herzen, dass Alkohol laut Dr. Berookim direkt auf die Struktur und die Gesundheit des Verdauungstrakts wirkt: »Alkohol verändert die Mengenverhältnisse von Mikroben im Mikrobiom des Darms. Diese Organismen beeinflussen die Stärke und Weiterentwicklung des Immunsystems. Alkohol behindert die Kommunikation zwischen diesen Organismen und dem Immunsystem des Darms.«

Außerdem senkt ein vorübergehender Verzicht auf Alkohol den Blutdruck und den Blutzuckerspiegel sowie die Cholesterin-, Triglyzerid-, Leberfett- und Harnsäurewerte. Der Konsum von Alkohol lässt all diese Werte ansteigen. Blutzucker ist zwar lebenswichtig, um die Zellen des Körpers mit Energie zu versorgen, doch erhöhte Werte können Diabetes auslösen, der wiederum viele Organe des menschlichen Körpers angreift. Hohe Cholesterin- und Triglyzeridwerte können Herz- und Gefäßerkrankungen auslösen. Hoher Blutdruck verursacht Schlaganfälle und Herzinfarkte. Leberverfettung löst mitunter Diabetes Typ 2 aus und kann sich zu ernsthafteren Lebererkrankungen auswachsen. Und zuletzt verursacht Gicht, eine Art Arthritis, Entzündungen und Schmerzen. All das wollen wir uns doch ersparen, oder?

Glücklicherweise wirkt ein trockener Monat Wunder für die Blutwerte. »Unser Verdauungssystem, die Leber eingeschlossen, ist resilient und erholt sich in Abwesenheit von Alkohol schnell«, sagt Dr. Berookim.

Bessere Haut oder bessere Cocktails? Du hast die Wahl

Eitelkeit war vielleicht nicht der Hauptgrund, warum du vorübergehend den Wein zum Abendessen weglässt. Trotzdem sorgt dein Verzicht dafür, dass du länger jung aussiehst. (Das heißt: Ein trockener Januar kann eine Menge bewirken. Vielleicht solltest du Anfang Februar sicherheitshalber einen Ausweis mitnehmen, wenn du in eine Bar möchtest.)

»Alkohol ist ein Diuretikum, es dehydriert also, auch deine Haut«, sagt Dr. Neal Schultz, ein amerikanischer Dermatologe und Gründer von BeautyRx, einem Hersteller von Hautpflegeprodukten. »Trockene Haut verliert ihren Glanz, mehr Linien und Fältchen werden sichtbar, was Schatten auf der Haut entstehen lässt. Dadurch wirkt der Bereich unter den Augen dunkler.«

NEBENWIRKUNG:
Dr. Richard de Visser von der Universität Sussex untersuchte mehr als 800 Menschen, die 2018 am trockenen Januar teilnahmen. Nach 31 Tagen ohne Alkohol gaben 54 Prozent an, ihre Haut sei gesünder geworden.

Ein Glas Wein die Woche, so Dr. Schultz, dehydriert dich zwar nicht, lasse die Haut auf lange Sicht aber doch altern. Selbst wenn du nicht vorhast, die Quelle der ewigen Jugend zu finden, kann schöne Haut doch nie schaden, oder? Hattest du je einen Pickel, der einfach nicht weggehen wollte? Oder ein anderes hartnäckiges Hautproblem? Vielleicht bewirkt dein Verzicht auf Alkohol ja Wunder. Dr. Schultz bestätigt, dass Rosazea durch den Konsum von Alkohol ausgelöst wird. Statt dich also morgens und abends in Schönheitsritualen zu ergehen (mit all den Millionen Produkten, die es da draußen gibt, wie Gesichtsmasken, Gesichtswassern oder Feuchtigkeitscremes), könntest du auch schauen, was ein Monat ohne Alkohol für deine Haut bewirkt.

Dr. Schultz zufolge verstärkt Alkohol die Durchblutung der Haut, was eine Rotfärbung verursacht und irgendwann feinste Blutgefäße platzen lässt. »Alkohol lässt deine Haut fleckig, verfärbt aussehen«, sagt er. Schon nach einem Monat ohne Alkohol ist die Haut wieder glatter und gleichmäßiger gefärbt. Da der Körper besser hydriert ist, ist die Haut weniger trocken (keine Schuppen), sie weist weniger Fältchen auf und reflektiert mehr Licht. All diese Dinge tragen dazu bei, dass deine Haut heller, frischer, jünger wirkt.

PROFI-TIPP: SAG TSCHÜSS ZU MAKE-UP! SOLLTEST DU WEITERHIN WELCHES BENUTZEN, WIRST DU FESTSTELLEN, DASS ES NACH EINEM TROCKENEN MONAT DEUTLICH BESSER MIT DEINER HAUT HARMONIERT.

Doch der Konsum von Alkohol greift deine Haut nicht nur direkt an. Es folgt eine Kettenreaktion von Konsequenzen: Alkohol lässt uns schlechter schlafen, das erzeugt laut Dr. Schultz Stress. Fehlt die nächtliche Erholung, werden zusätzliche Hormone ausgeschüttet, die die Entstehung von Pickeln begünstigen. Und wenn du spätnachts angeschickert nach Hause kommst, stehen die Chancen gut, dass du dein Make-up nicht mehr richtig entfernst oder dein Gesicht gar nicht mehr reinigst, bevor du ins Bett fällst.

Aber Alkohol fördert doch den Schlaf? Träum weiter!

Wann hast du das letzte Mal durchgeschlafen und bist erholt und voller Energie aufgewacht? Vielleicht gestern? Oder letzte Woche? Schläfst du eigentlich immer prima? Du Glückspilz! So, und jetzt denke noch einmal nach: Wann hast du das letzte Mal durchgeschlafen und bist energiegeladen aufgewacht, *nachdem du vorher einen Abend/Tag lang getrunken hattest*? Da fällt dir wahrscheinlich nicht so schnell ein Beispiel ein. Und das ist kein Wunder, denn Alkohol lässt uns schlechter schlafen.

Forschenden der Universität Missouri zufolge nutzen 20 Prozent der amerikanischen Bevölkerung Alkohol in irgendeiner Form als Einschlafhilfe. Dabei schadet Alkoholgenuss vor dem Zubettgehen der Nachtruhe!

Die meisten Erwachsenen brauchen sieben bis neun Stunden Schlaf, erklärt Dr. Thanuja Hamilton, Fachärztin für Schlafmedizin in Mount Laurel (New Jersey). »Alkohol selbst wirkt zwar sedierend, doch seine Verstoffwechslung sorgt für nächtliches Erwachen und stört so den Schlaf. Man nennt das Rebound-Effekt: Du schläfst zwar schnell tief ein, doch im weiteren Verlauf der Nacht schläfst du unruhiger und weniger tief. Du wachst nachts eher auf. Und weil Alkohol abführend wirkt, musst du auch häufiger auf die Toilette als sonst.«

Aber nicht nur, weil du zwischendrin auf die Toilette musstest, fühlst du dich nach einer alkoholseligen Nacht müde – selbst wenn du ziemlich lang unter der Decke gesteckt hast: »Anfangs schläfst du vielleicht tiefer, aber es handelt sich um keinen gesunden Tiefschlaf«, erklärt Dr. Hamilton. »Bestimmte Neuronen/Neurotransmitter bleiben inaktiv, weshalb du weniger responsiv bist, aber nicht unbedingt tief schläfst.

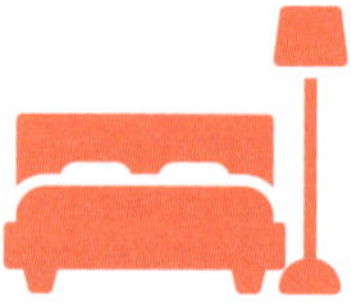

Alkohol verkürzt den REM-Schlaf, sodass du weniger von dieser erholsamen Schlafphase erlebst.«

Hypothetische Frage: Wenn du die Wahl hättest zwischen Margaritas (die den Schlaf beeinträchtigen) oder Erinnerungen (die während des Schlafs gebildet werden), wofür würdest du dich entscheiden? Okay. Und jetzt stelle dir die gleiche Frage, aber ohne das »hypothetisch«. Dr. Hamilton erklärt, dass REM die Schlafphase ist, in der wir träumen. REM ist wichtig für die Bildung und Verfestigung von Gedächtnisinhalten, fürs Lernen und Erinnern. »Ein angetrunkener Mensch mag vielleicht länger schlafen, aber die Qualität seines Schlafs ist geringer.«

Der Konsum von Alkohol stört auch unseren zirkadianen Rhythmus (unsere innere Uhr), der den Schlaf reguliert, aber auch weitere wichtige Vorgänge in Körper und Gehirn. »Auch die Leberfunktion unterliegt dem zirkadianen Rhythmus«, sagt Dr. Hamilton.

NEBENBEMERKUNG:
71 Prozent der von Dr. de Visser befragten Teilnehmenden am trockenen Januar erklärten, sie hätten während des Monats besser geschlafen.

ATMEN ODER TRINKEN?

Atmen ist wichtig, so viel steht fest. Schließlich braucht man zum Leben Sauerstoff. Offenkundig wäre es eine ganz dumme Sache, wenn Alkohol dich davon abhielte, ausreichend zu atmen. »Alkohol entspannt nicht nur dich, sondern auch die Muskeln in deinen Atemwegen«, stellt Dr. Hamilton fest. »Erschlaffte Bereiche im Rachen können den Luftstrom behindern, Schnarchen befördern und im schlimmsten Fall eine Apnoe verursachen, das heißt, der Luftstrom versiegt vollständig.« Da Atmen nun mal lebenswichtig ist, bedroht jede Behinderung der Atmung deine Gesundheit (und dein Weiterleben). Ein weniger fataler, trotzdem störender Nebeneffekt besteht darin, dass wir schnarchen, oft und laut. Wenn du dein Bett also mit jemandem teilst , dann sei dir bewusst, dass du den Schlaf mit deinen Atemgeräuschen störst.

Hormone statt Happy Hour

Sobald du weniger trinkst, also nachts auch weniger um die Blocks ziehst, merkst du vielleicht, dass dir mehr Energie für Sport bleibt. Ohne

Kater, Nebel im Hirn und tapsigem Körpergefühl bekommst du am nächsten Tag deinen Hintern eher hoch und gehst ins Fitnessstudio, aufs Laufband, zum Yogaunterricht (oder was auch immer du gern an Sport machst).

Manchmal hindert Alkohol dich daran, dich gerade dann aufzuraffen, wenn das besonders wichtig wäre. Auch wenn du am Vortag noch so entschlossen gewesen sein magst, deine Fitnessziele zu verfolgen und ganz bestimmt Sport zu treiben (vielleicht hast du dich sogar für einen Kurs eingetragen), bleibst du im kritischen Augenblick vielleicht doch liegen, weil du am Vorabend zu kräftig gefeiert hast.

»Sonntag ist der Tag, an dem die meisten ihre Kurse schwänzen«, sagt Amanda Freeman, CEO und Gründerin von SLT, einem Anbieter von Fitnesskursen. »Lange, alkoholselige Nächte und der Kater danach zehren an der Motivation. Selbst die besten Vorsätze werden vom Wunsch zunichtegemacht, sich auszuschlafen und seinen Kater zu pflegen. Abende mit Alkohol sorgen tendenziell dafür, dass man sein Training verpasst.«

Wenn du auf deine Cocktails verzichtest, schaffst du es also eher ins Fitnessstudio/zu deinem Kurs (manchmal muss man ja sogar eine Strafe zahlen, wenn man fernbleibt!), wo du dann Endorphine freisetzt. Sobald diese Hormone an bestimmte Rezeptoren in deinem Gehirn andocken, lösen sie euphorische Glücksgefühle aus. Yippie!

»Weniger Alkohol zu trinken, hilft unseren Kundinnen und Kunden, körperlich und emotional gesünder zu werden, denn nüchtern nehmen wir unser Leben bewusster wahr«, erklärt Sadie Kurzban, CEO und Gründerin von 305 Fitness, einem Nonstop-Cardio-Workout mit Live-DJ. »Sport eröffnet uns die Möglichkeit zu sagen: ›Ich möchte meinen Körper heute mit einem Workout stählen, das mir für den ganzen Tag Energie verleiht! Ich möchte Übungen machen, bei denen sich meine Verspannungen lösen, denn ich will, dass mein Körper hinterher entspannter ist.‹ Denn darum geht es letztlich bei Fitness: Sie hilft uns, gesünder, glücklicher und bewusster dafür zu werden, was unser Körper braucht.«

Mitarbeiter:in des Monats (trockener) Januar

Apropos schwänzen – wie oft meldest du dich »krank«, obwohl du nur einen Kater pflegst? Einmal, vielleicht zweimal im Jahr? Im trockenen

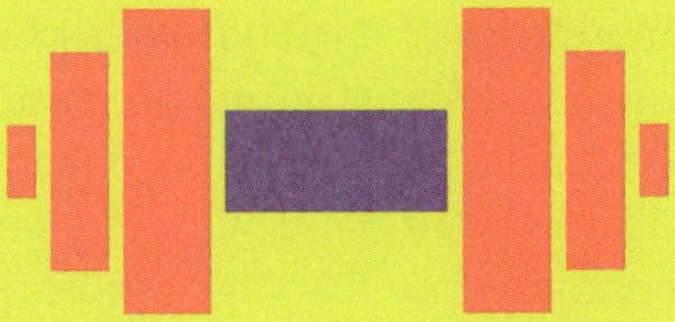

BEWEGE DEINEN HINTERN INS FIT-NESSSTUDIO

NIMM AN EINEM YOGA-KURS TEIL

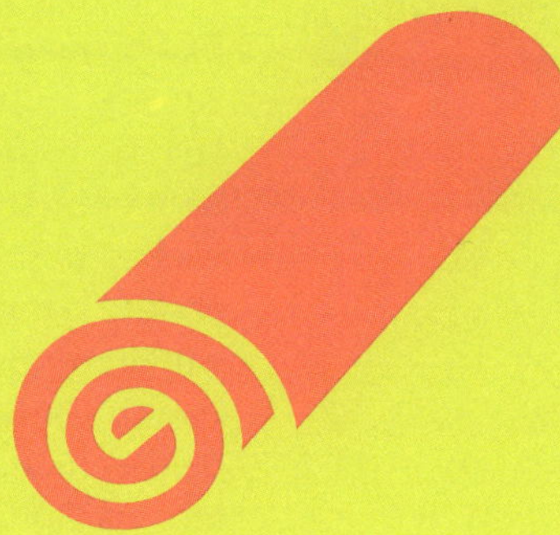

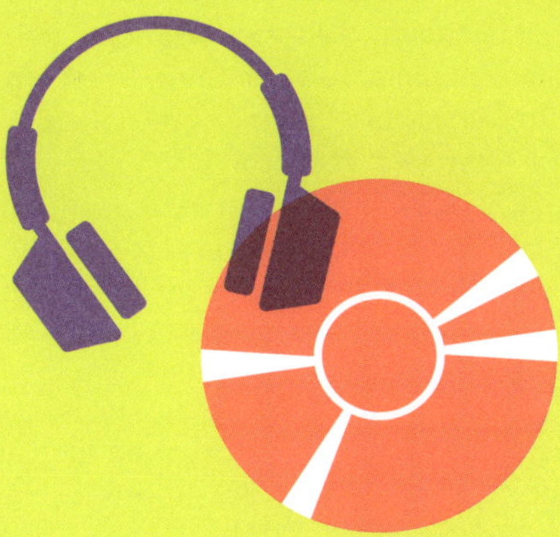

TANZE NONSTOP ZU DEINER LIEBLINGS-MUSIK

Januar (oder jedem anderen alkoholfreien Monat) wird diese Zahl auf null sinken. Im Durchschnitt, so die Suchthilfeorganisation Delphi Behavioral Health Group, machen Arbeitnehmende zwei Tage im Jahr blau, um die Folgen ihres Trinkens auszukurieren. (Was Arbeitgebenden natürlich nicht gerade hilft; die Menschen werden ja fürs Arbeiten bezahlt, nicht fürs Saufen.) Ein geschwänzter Tag ist vielleicht Balsam für die Seele eines schwer schuftenden Arbeitnehmenden, aber weniger erholsam, wenn er über der Kloschüssel verbracht wird. Und es kann durchaus Stress verursachen, wenn man am nächsten Tag ins Büro zurückkehrt und sich die Arbeit dort türmt. Nach einem Tag mit üblen Kopfschmerzen ist das kein schöner Wiedereinstieg!

NEBENBEMERKUNG.
In der gleichen Umfrage von Dr. de Visser antworteten 57 Prozent der Teilnehmenden, sie hätten sich während des trockenen Januars besser konzentrieren können.

Nächste Frage in diesem Zusammenhang: Bist du jemals verkatert zur Arbeit gegangen? Ja? Na, im trockenen Januar wird dir das bestimmt nicht passieren! Spar dir die dunkle Sonnenbrille, die fettigen Frühstückssandwiches und die übergroßen Fitnessdrinks für andere Jahreszeiten! In der oben schon erwähnten Umfrage der Delphi Behavioral Health Group gestanden 75 Prozent der Arbeitnehmenden, sie seien schon einmal verkatert ins Büro gegangen. Sie alle müssen sich von tausend Augen beobachtet gefühlt haben. Wie oft passiert das? Im Schnitt sechsmal jährlich. Dabei werden dir alle Betroffenen bestätigen können, dass man mit hämmernden Kopfschmerzen kaum gut arbeiten kann.

An allen Tagen deiner Trockenzeit wirst du im Büro, statt Kopfschmerztabletten zu schlucken und literweise Wasser zu trinken, Aufgaben im Nu erledigen, Meetings, Telefonkonferenzen und Präsentationen meistern (oder was immer du so tust, um deinen Lebensunterhalt zu verdienen), ohne Brummschädel und beleidigten Magen.

Vielleicht wirst du bei einem solchen Arbeitseifer sogar befördert!

Mehr Erinnerungen oder mehr Merlot?

Gut möglich, dass du in der Hierarchie schneller nach oben kletterst, wenn du dir die Geburtstage deines Teams und der Führungskräfte merken kannst (und wichtige Abgabetermine) – wichtig ist aber auch, sich daran zu erinnern, was Kolleginnen und Kollegen oder die Abteilungsleitung beim geselligen Beisammensein sagten.

Happy Hours nach der Arbeit bieten eine tolle Gelegenheit, das Team zusammenzuschweißen, selbst während des trockenen Januars (bestell dir Mineralwasser oder eine Cola und plaudere mit den anderen!). Ein (unerwarteter) Nachteil des Trinkens besteht darin, dass man sich Informationen weniger gut merkt, etwa die Details von Geschichten und andere wichtige Dinge, die andere dir mitteilen. Erzählungen mit überraschenden Wendungen (und vielen Figuren) verwirren dich nach ein, zwei Drinks vielleicht nur noch.

Forschungen des National Institute on Alcohol Abuse and Alcoholism zufolge erleben Menschen, die viel trinken, oft retrospektive Erinnerungsverluste. Ein hoher Alkoholpegel im Blut behindert die Fähigkeit des Gehirns, Erinnerungen abzuspeichern (Das heißt: Menschen erinnern sich hinterher kaum noch, was am Abend zuvor überhaupt los war.) Manche nennen das »Filmriss«. In deinem trockenen Januar wirst du keinen erleben, und deine Freunde, Familienmitglieder und Kolleginnen werden dankbar wahrnehmen, dass du besser zuhörst.

Ohne Alkohol erinnerst du dich an mehr – und triffst wahrscheinlich auch bessere Entscheidungen.

Entscheidung unter Alkoholeinfluss

Bist du nach einem alkoholseligen Abend je am Morgen (oder Nachmittag) aufgewacht und hast dich gefragt, warum in aller Welt du gestern … [etwas für dich ganz Untypisches] gemacht hast? Ist auch mir schon passiert.

Alkohol löst die Zunge, dann plaudert man peinliche Geheimnisse aus, verbreitet üble Gerüchte, außerdem flitzt man nackt durch Menschenansammlungen, führt sich seltsam auf oder offenbart ganz allgemein eine ganz ungewohnte Seite der Persönlichkeit.

Während des Trinkens steigt der Dopaminpegel im Gehirn, was Euphorie auslöst. Du weißt schon, was ich meine: jene Glücksgefühle, die sich einstellen, während du deinen Lieblingsdrink schlürfst (Yeah!). Gleichzeitig wird der präfrontale Kortex inaktiver, jener für rationales Denken und Entscheidungen zuständige Teil des Gehirns. Auf gut Deutsch: Du denkst nicht mehr so klar und legst Hemmungen ab. Und dann tust du Dinge, die du sonst nie tun würdest.

Bist du nach einem alkohol-seligen Abend je am Morgen (oder Nachmittag) aufgewacht und hast dich gefragt,

warum in aller Welt du gestern

(ETWAS FÜR DICH GANZ UNTYPISCHES)

gemacht hast?

»Am nächsten Tag bereuen wir oft, wie wir uns am Vorabend benommen haben. Nicht selten ruinieren wir mit unserem trunkenen Verhalten Beziehungen und vergeben Chancen«, erklärt die Psychologin Dr. Sherrie Campbell.

Dr. Campbell zufolge verändert Alkohol, wie wir unsere Gefühle äußern. »Egal, ob du jetzt zum schluchzenden Häuflein Elend wirst, zum blindwütigen Berserker oder zum gefühllosen Eisblock – all diese übertriebenen Gefühlsausbrüche ruinieren die Atmosphäre«, sagt Dr. Campbell. »Wir lassen uns von unseren Gefühlen leiten; Vernunft und soziale Rücksichtnahme haben nichts mehr zu melden.«

Und auch noch während des Katers am nächsten Tag beeinträchtigt der Alkohol unsere Fähigkeiten.

»Kater lösen Ängste und Depressionen aus und senken die Frustrationstoleranz«, erklärt Dr. Campbell. »Diese Gefühle wecken in uns ein Gefühl der Bedürftigkeit, was wiederum unsere Entscheidungsprozesse verzerrt.«

Vielleicht lernst du ja im Januar, dass du deinen trunkenen und verkaterten Entscheidungen nicht trauen darfst – und triffst den Rest des Jahres nur noch nüchterne, kluge Entscheidungen!

Eine niedrigere Getränkerechnung dieses Jahr

Die eigenen Handlungen und Gefühle während eines trockenen Monats besser im Griff zu haben, ist eine tolle Sache. Was noch toller ist: Diese Lektion verinnerlichst du wahrscheinlich auch für den Rest des Jahres!

Wer würde sich nicht wünschen, dass die tollen Vorteile eines nüchternen Monats das ganze Jahr über anhielten! Nach nur einem Monat sieht deine Haut jünger aus, du schläfst besser und vieles mehr. Wäre es nicht sensationell, wenn diese Vorteile länger anhielten, einen weiteren Monat, sechs Monate, neun Monate oder noch länger?

Was du dafür tun musst? Das erzähle ich gleich …

NEBENBEMERKUNG:
Dr. Visser stellte fest, dass die Teilnehmenden am trockenen Januar auch in den folgenden Monaten weniger Alkohol konsumierten als zuvor.

SCHNAPPSCHÜSSE DEINES KÖRPERS

Dies ist ein Saufspiel der ganz anderen Art.

Verbinde die Aussagen über Nebenwirkungen des Alkohols links mit den entsprechenden Körperteilen rechts. All das ersparst du dir, indem du 31 Tage (oder allgemein einen längeren Zeitraum) auf Alkohol verzichtest.

1. Der Konsum von Alkohol erhöht die Wahrscheinlichkeit einer Leberverfettung, die wiederum in Zusammenhang mit Diabetes Typ 2 und Fettleibigkeit steht. •

2. Trunkenheit verkürzt die REM-Phasen des Schlafs, die man zum Aufbau von Erinnerungen, zum Lernen und zur Erholung braucht. •

3. Alkohol wirkt abführend und dehydriert die Haut, die dann stumpf wirkt. •

4. Trunkenheit beeinträchtigt die Atmung, kann Schnarchen und Schlafapnoe auslösen. •

5. Alkohol verändert die Zusammensetzung des Mikrobioms im Verdauungstrakt und erhöht die Konzentration von Glukose, Cholesterin und Triglyzeriden im Blut. •

6. Cocktails (und andere alkoholhaltige Getränke) mit hohem Kaloriengehalt tragen dazu bei, dass du viele »leere« Kalorien zu dir nimmst. •

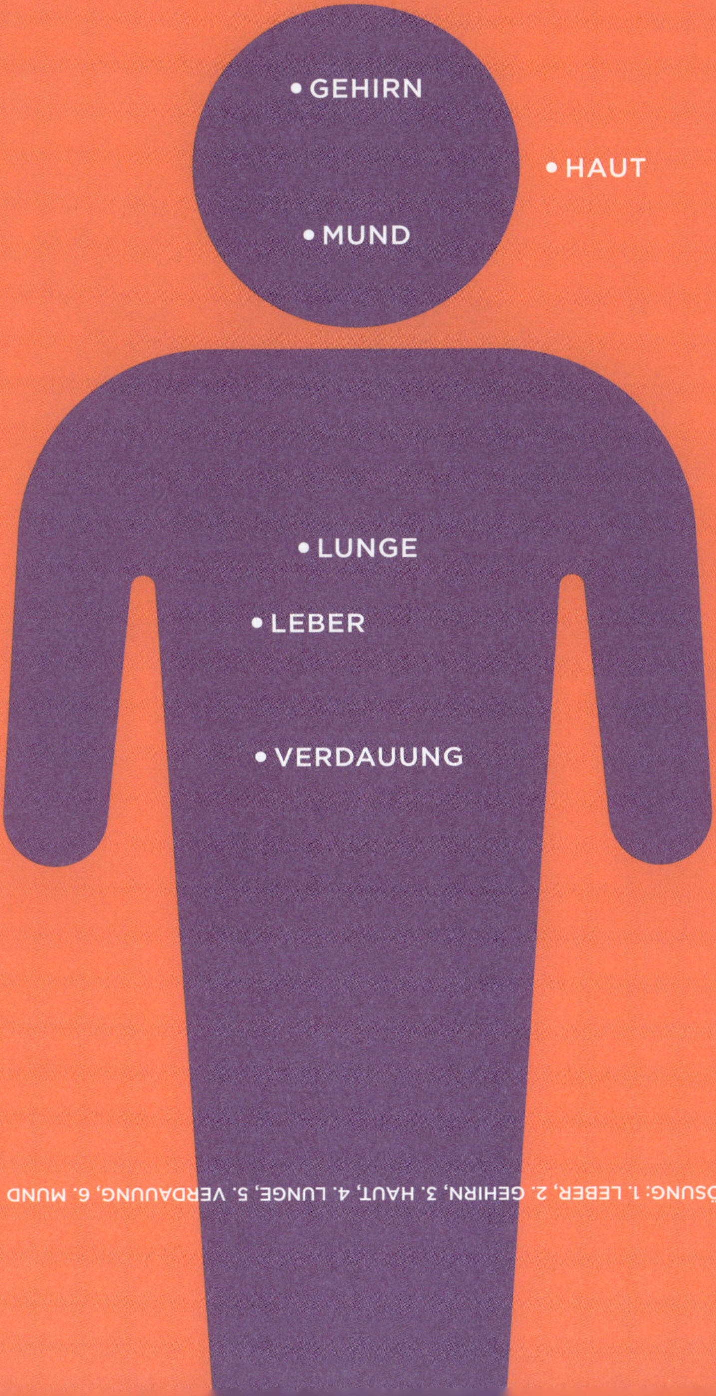

LÖSUNG: 1. LEBER, 2. GEHIRN, 3. HAUT, 4. LUNGE, 5. VERDAUUNG, 6. MUND

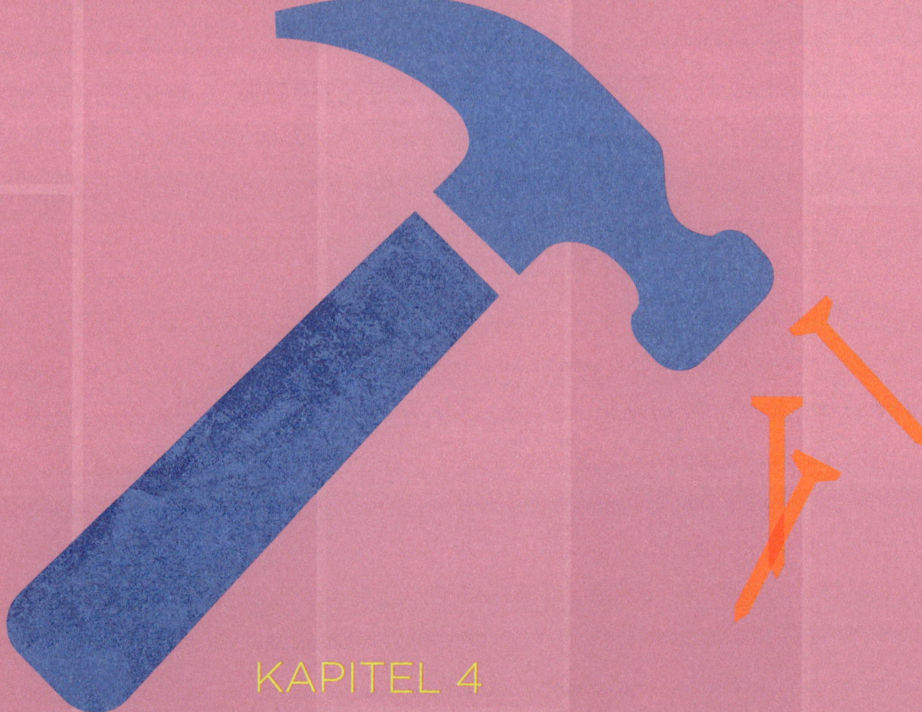

KAPITEL 4

Das Handwerkszeug für einen trockenen Monat

Viele Menschen wachen am Neujahrsmorgen (oder -nachmittag) mit einem heftigen Silvesterkater auf. Sie leiden unter starken Kopfschmerzen, ihnen ist speiübel und sie beschließen spontan, nie wieder etwas zu trinken. Andere hingegen bereiten sich auf ihren trockenen Januar vor (was ihnen zusätzlich in den letzten Dezembertagen die Vorfreude auf etwas Spannendes verschafft).

Gehst du deinen trockenen Monat ganz spontan an und hangelst dich von Tag zu Tag? Oder planst du schon vorher ein paar Dinge ein, auf die du dich freuen kannst? Oder kombinierst du beides ein wenig, geplante Unternehmungen und spontane Treffen? Welche Methode auch immer dich davon abhält, einen Tropfen Alkohol anzurühren, ist die richtige für dich. Du hast die Wahl. Aber vergiss nie: Das Ziel lautet zwar, einen Monat lang nichts zu trinken, aber du sollst trotzdem deinen Spaß haben und dein Leben leben.

Deine Optionen:

1. **Plane deinen trockenen Monat strategisch** (also, bevor die Kirchturmuhr an Silvester zwölfmal schlägt). Überlege dir, ob du in den letzten Tagen des Dezembers alle offenen Flaschen mit Alkohol ausschüttest, verschenkst oder an einem unerreichbaren Ort versteckst, wenn du fürchtest, sie könnten dich sonst in Versuchung führen.
2. **Überlege dir grob, wen du in diesem Monat gern treffen und was du gern unternehmen würdest.** Du sollst ja deinen Spaß haben! Denke dir Strategien aus, wie du bei diesen Gelegenheiten trocken bleibst. Du musst den Menschen, mit denen du üblicherweise trinkst, ja nicht aus dem Weg gehen, solltest dir aber Unternehmungen überlegen, die nichts mit Bars, Clubs und Alkohol zu tun haben. So kannst du dich während eines kalten, tristen, nachfeiertäglich öden Monats an der Gesellschaft deiner Freundinnen und Freunde wärmen. Ein Plan schützt dich oft vor Fehltritten.
3. **Was verrätst du den anderen?** Wen möchtest du in dein Vorhaben einweihen? Auf welchen Plattformen möchtest du dar-

über reden? Halte es so geheim, wie du möchtest, mache es so öffentlich, wie du willst. Hauptsache, es passt so für dich. (Alles, was dir hilft, dein Ziel zu erreichen, ist gut.)

Verschenken, wegräumen oder ausschütten – nur weg damit!

Aus dem Auge, aus dem Sinn, stimmt's? Wenn du zu den Menschen gehörst, die einer Versuchung nicht widerstehen können, solltest du zu Hause gründlich ausmisten und alle Verlockungen verschwinden lassen. Lässt dich der Anblick deiner Flaschen zu Hause jedoch kalt, brauchst du gar nichts unternehmen. Du darfst dir sogar einen Bonuspunkt verleihen! Für alle anderen: Es gibt drei narrensichere Optionen, wie man häusliche Versuchungen vermeidet:

BITTE EINEN MENSCHEN, DEM DU VERTRAUST, EINEN MONAT LANG AUF DEINE ALKOHOLIKA AUFZUPASSEN

Sag ihm, dass du alles am Ersten des nächsten Monats wieder abholst – und ihr dann zusammen auf deinen Erfolg anstoßt. Das verschafft dir die Gelegenheit, dich zu bedanken (hinterher, wenn du es wirklich geschafft hast). Einem besonders engen Freund darfst du deinen Vorrat ruhig auch schenken (biete aber an, hinterher das wieder mitzunehmen, was er oder sie nicht mag). Es versteht sich von selbst, dass du deine Flaschen vernünftig einpacken und selbst zu der Person deines Vertrauens bringen solltest. Schließlich tut diese dir ja einen Gefallen, indem sie dir Raum zur Verfügung stellt. Verpacke das Zeug ordentlich und vergewissere dich, dass alle Deckel und Korken dicht sitzen.

MIETE STAURAUM FÜR DEINE ALKOHOLIKA

Vielleicht hat aber auch niemand genug Platz in Speisekammer, Garage, Speicher oder Keller für deine Sammlung edler Spirituosen und sensationeller Bordeauxweine (oder du fürchtest ehrlicherweise um die Sicherheit deiner Schätze)?

Dann miete doch einen Lagerraum für den Monat an, dann musst du deine Lieblinge nicht sehen (oder probieren) und dir keine Sorge um ihre Sicherheit bei einem genusssüchtigen Freund oder einer weinliebenden Freundin machen. Das Beste daran: Hinterher vergisst du deinen ausgelagerten Vorrat vielleicht und erlebst eine angenehme Über-

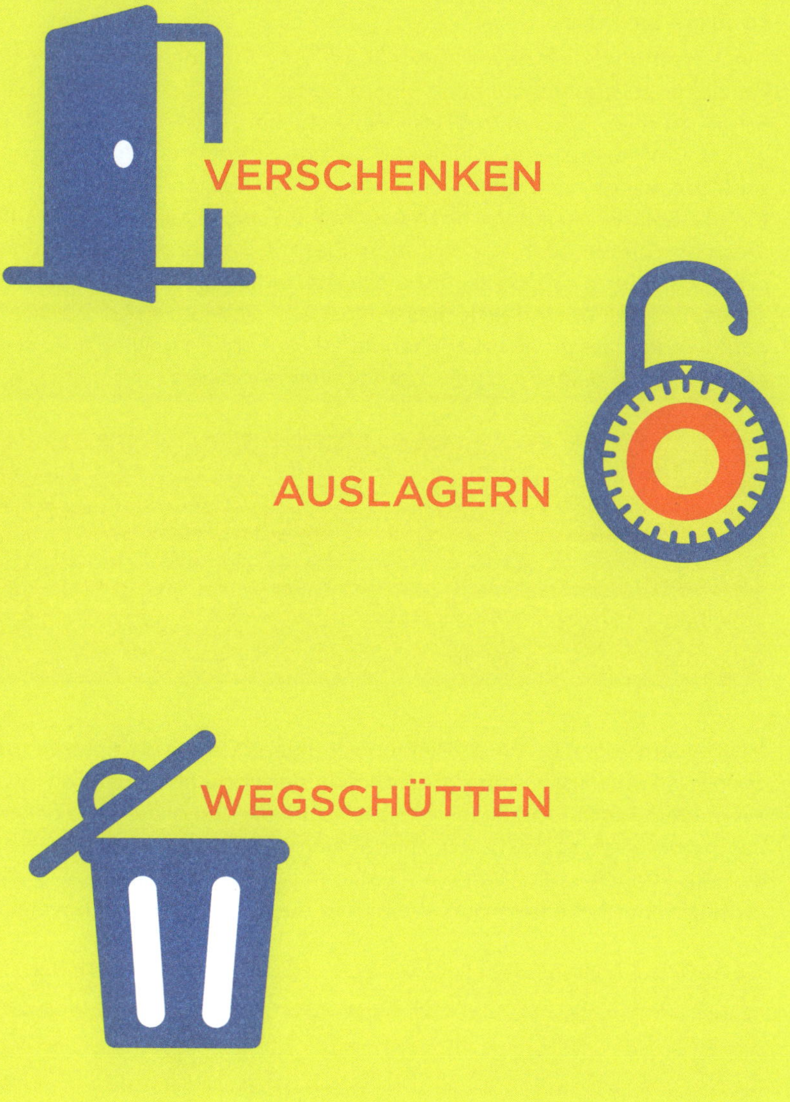
VERSCHENKEN
AUSLAGERN
WEGSCHÜTTEN

raschung, wenn du mit deinen Lieblingen wiedervereint wirst – oder du merkst, dass du sie gar nicht (so sehr) vermisst hast.

SCHÜTTE SIE WEG

Diese Methode, dich davor zu schützen, zum Flaschenöffner oder Korkenzieher zu greifen, um nach einem harten Tag einen wohlverdienten Erfolg zu feiern, widerstrebt dir vielleicht am meisten. Teure und begehrte Craft-Biere, edle Weine und seltene Spirituosen einfach wegzuschütten, klingt nach einem Albtraum. Diese Option eignet sich nicht für alle. Solltest du jedoch noch eine halbe Flasche billigen Wodka herumstehen haben oder eine fast leere Flasche Bourbon, der dir eh nicht schmeckt, bietet es sich an, auf diese Art reinen Tisch zu machen. Und sei es nur, weil der Anblick dieser Flaschen dich jedes Mal daran erinnern würde, dass du nichts trinken darfst. Außerdem gewinnst du so ein wenig Platz in deiner Küche (oder im Wohnzimmer).

PROFI-TIPP: FALLS DICH DIE AUSSICHT ÜBERFORDERT, ALL DAS IN DEN LETZTEN MINUTEN ODER TAGEN VOR NEUJAHR MACHEN ZU MÜSSEN, DARFST DU AUCH IN MINI-SCHRITTEN ANFANGEN. BEGINNE SCHON ANFANG DEZEMBER, FLASCHEN MIT ALKOHOLISCHEM INHALT ZU VERSCHENKEN, AUSZULAGERN ODER AUSZUSCHÜTTEN. DANN WIRKT ES WENIGER, ALS WÜRDEST DU AN NEUJAHR DEIN LEBEN RADIKAL VERÄNDERN; DER ÜBERGANG WIRD FLIESSENDER.

Mit deinem eigenen Wein, Bier und Schnaps darfst du natürlich machen, was du willst – fremde Alkoholika darfst du aber nicht anrühren. Wenn dein Partner oder deine Mitbewohnerin sich nicht am trockenen Januar beteiligt, solltest du vorher abklären, wie ihr es in diesem Monat zu Hause halten wollt. Warne auf jeden Fall vor, dass ihr nicht abends im Wohnzimmer bei einem Glas Wein über euren Tag quatschen werdet.

PROFI-TIPP: WENN DU MIT JEMANDEM (PARTNER, MITBEWOHNERIN, FAMILIENMITGLIED) ZUSAMMENLEBST, DER ODER DIE WERT AUF SEINEN ALKOHOLVORRAT LEGT (ODER DESSEN FLASCHEN ZWISCHEN DEINEN STEHEN), MUSST DU UNBEDINGT FRAGEN, BEVOR DU FREMDES EIGENTUM KONFISZIERST.

Ein Fahrplan für die Trockenzeit

Es gelten ein paar Grundregeln, wie du deinen trockenen Monat besser durchhältst. Nimm dir deinen Kalender vor und schau, welche Termine du schon für den Monat vereinbart hast. Falls bei diesen normalerweise Alkohol im Spiel ist, musst du dir überlegen, wie du damit umgehen möchtest. Vorbereitung ist hier der Schlüssel zum Erfolg.

KEIN ANLASS, KEINE PARTY!

Im Januar finden längst nicht so viele schicke Soireen statt wie im glitzernden Dezember. Im letzten Monat des Jahres wimmelt es normalerweise nur so von Treffen mit Freundinnen, Angehörigen, Kolleginnen und Kollegen, Kegelkumpels, Buchclub-Mitgliedern, Ehrenamtlichen der Suppenküche ... An diesen Abenden fließt üblicherweise Alkohol, egal, ob sie nun bei jemandem zu Hause, in einem Restaurant oder in einer Bar stattfinden. Wer kann schon Nein sagen zu Themenabenden und Büro-Weihnachtsfeiern, wenn die Boni schon winken? Zugegeben, im Dezember trocken zu bleiben, ist schwierig. Aber im Januar hast du dann deinen Bonus eingestrichen und all deine Bekannten gerade erst getroffen. (Auf gut Deutsch: Im ersten Monat des Jahres fällt es nicht so schwer zu sagen: »Bis bald mal!«) Der Januar ist ein weitgehend unbeschriebenes Blatt und bietet somit die perfekte Gelegenheit, unnötige Versuchungen zu vermeiden. Geh dem Risiko aus dem Weg! Fühlst du dich merkwürdig, wenn du Einladungen ablehnst und gemeinsame Unternehmungen verhinderst? Bleib stark! Mal nicht zu feiern bedeutet übrigens auch: keine peinlichen Abschiede in Bars, kein ätzender Small Talk, keine hohlen Versprechungen, sich bald mal länger zu treffen, keine Notwendigkeit, sich irgendwo ohne Abschied heimlich zu verdrücken. (Das ist einfache Mathematik.)

KEINE VERABREDUNGEN, KEINE DRINKS

Sollte im Januar nun wirklich eine Mordssause stattfinden (ein runder Geburtstag, eine Riesenhochzeit, eine einmalige Gelegenheit – kurz eine Veranstaltung, zu der formell geladen wird), darfst du die auf keinen Fall verpassen! Gehe hin, amüsiere dich, aber bleibe nüchtern! (Ehrlich gesagt, darfst du aber auch mal passen, wenn die beste Freundin deiner Schwester dich zu ihrer Hochzeit einlädt.) Schnappe dir ein Glas Mineralwasser und ein Stück Kuchen, sobald du am Veranstaltungsort

Bleibe stand-haft!

angelangt bist, damit deine Hände (und bald auch dein Magen) voll sind. Das hält dich von der Versuchung ab, dich an einem Glas Sekt festzuhalten und dann dumme Sachen zu machen, und verhindert neugierige Fragen, die du auf einer Feier nicht beantworten möchtest. (Schließlich geht es an diesem Abend nicht um dich, sondern um die Ehrengäste.)

SCHLAGE DU ETWAS VOR!

Freundinnen und Freunde treffen sich zum Bier und verabreden sich zu Happy Hours; das passiert ständig und wird immer so sein. Natürlich könntest du immer freundlich ablehnen und für den nächsten Monat einen Termin zum Quatschen vereinbaren, aber das braucht es gar nicht unbedingt. Stattdessen könntest du auch vorschlagen, dich jenseits ausgetretener Pfade mit deiner Gang zu treffen, nicht immer nur in der gleichen Bar. Das bietet übrigens eine prima Gelegenheit, mal aus dem ewig gleichen Trott (öööööde!) auszubrechen und etwas Spannendes, Neues auszuprobieren. Biete doch deiner Gang an, in den nächsten Wochen Vorschläge zu machen, wo ihr euch trefft. Das sorgt für einen Tapetenwechsel, es eröffnen sich ganz neue Möglichkeiten. Probiert doch mal ein neues Hobby aus! Und vielleicht findet ihr ja auch einen coolen neuen Treffpunkt zum Abhängen, für die Zeit nach dem trockenen Januar. (PS: Solange an eurem neuen Treffpunkt für Unterhaltung gesorgt ist, die dich von Versuchungen ablenkt, macht es auch nicht so viel aus, wenn dort Alkohol ausgeschenkt wird.) Und, Extravorteil: Weil du die Unternehmungen planst, hast zumindest du garantiert deinen Spaß (und vielleicht liegt der Ort ja zufällig ganz nah an deinem Zuhause oder Büro).

Aber du musst nicht die Verantwortung für den ganzen Monat übernehmen. Sprich dich einfach mit demjenigen ab, der eure Treffen normalerweise plant oder die Reservierungen vornimmt. (Vielleicht freut er oder sie sich ja über die Hilfe!) Und wenn das alles nicht klappt, dann bestelle sofort etwas Nichtalkoholisches, bevor jemand dir ein Bier anbietet!

MEIDE DIE GEFAHR

Deine Flaschen wegzuräumen (oder zu verschenken), war ein guter erster Schritt. Vermeide aber auch sonst Situationen, die dich automatisch an Alkohol denken lassen. Und führe uns nicht in Versuchung ...

Aus den Augen, aus dem Sinn

Zum Beispiel könntest du:

- **den Flaschenöffner** vom Schlüsselbund oder vom Kühlschrank entfernen,
- **deine allmonatliche Weinlieferung** aussetzen lassen,
- **deine Playlists** durchgehen und vorübergehend Lieder rausnehmen, in denen es um Trinken und Party geht,
- **dir vorübergehend keine Sitcoms und Filme ansehen,** die in Bars spielen und/oder sich ums Ausgehen drehen.

BLEIBE SPONTAN

Manche Menschen müssen alles durchplanen (fühlt sich da jemand angesprochen?), aber nicht jedem liegt es, endlose To-do-Listen zu erstellen. Man darf sich auch ganz spontan amüsieren, zu starre Pläne können einem ja die Freude am ganzen Monat vermiesen (das verstehe ich total). Gehe deinen trockenen Monat so an, wie es deiner Persönlichkeit, deinem Lebensstil und deinem Alltag am meisten entgegenkommt. Vergiss nicht: Du sollst auch weiter deinen Spaß haben. Aber lass dich nicht in der Hitze des Augenblicks zu etwas hinreißen. Bitte vielleicht einen Freund oder eine Freundin, dich nötigenfalls an dein Vorhaben zu erinnern, wiederhole zur inneren Stärkung dein Mantra (siehe Seite 207) oder stelle dir vor, wie du deinen Kumpels einen ganzen Februar lang den Kaffee kaufen musst, weil du deine Wette verloren hast. Auf Seite 138 steht ein Beispiel für Wetten, die du eingehen könntest. Und wenn du ganz nach aktueller Stimmung entscheiden möchtest, kannst du dich auf vielerlei Art unterhalten, allein oder in Gesellschaft, aber immer bleifrei (siehe die Seiten 106 und 107).

Wer soll es erfahren?

Fest steht, wie viel Alkohol du in deinem trockenen Monat trinken wirst (Hinweis: null, nada, nix), völlig frei steht dir aber, mit wem du über diese Challenge redest. Wie jeden Vorsatz, egal, ob du abnehmen, mehr Sport treiben, Geld sparen oder ein neues Hobby verfolgen möchtest, kannst du auch diesen lauthals der Welt verkünden, lediglich ein paar Freundinnen und Freunde einweihen oder ihn ganz für dich behalten. Der trockene Januar ist eine ganz persönliche Reise, und du allein entscheidest, wem du davon erzählst.

Überlege, wie du es in ähnlichen Fällen gehalten hast. Hast du Freundeskreis und Familienmitglieder um Unterstützung gebeten? Oder hast du geschwiegen, bis du es geschafft hattest? (Vielleicht bist du ja abergläubisch und denkst, dass man Dinge nicht verreden soll.) Halte es einfach so, wie es deiner Persönlichkeit entspricht. Hauptsache, du bleibst motiviert!

BLEIFREIE BRIGADE

Kein Zweifel, Unterstützung durch andere ist eine feine Sache – gerade bei Expeditionen auf unerforschtes Gelände. Suche dir Freunde, Familienmitglieder, Kolleginnen und vielleicht sogar Freundfeinde und alte Bekannte, mit denen du dieses Vorhaben gemeinsam anpacken könntest. Ein gemeinsames Gesprächsthema habt ihr schon mal. Tauscht euch über eure Erfahrungen aus, erzählt einander von euren Aufs und Abs. Dadurch stützt, helft und ermutigt ihr einander. Vor allem aber wisst ihr immer, dass ihr nicht allein seid. Vielleicht haben deine bleifreien Freunde und Freundinnen ja ein paar Tipps, wie du das meiste aus deinem Monat herausholst. Oder du kennst ein paar Tricks für sie. Mehr dazu weiter unten (ab Seite 128).

KREIERE, TEILE, KOMMENTIERE, LIKE!

Die sozialen Medien sind für viele Menschen eine wichtige Plattform geworden, um Ansichten, Sorgen und Erfolge zu teilen. Die Teilnehmenden an trockenen Monaten sind natürlich nicht immun gegen dieses Phänomen, eigene Erfahrungen auf digitalen Plattformen zu teilen. Inzwischen posten Hunderttausende, wie ihr trockener Monat gerade läuft. Sie freuen sich, geben an oder klagen über Schwierigkeiten (warum auch nicht, posten gehört zu ihrer täglichen Routine). Ob sie nun das Foto eines Mocktails hochladen oder von einer alkoholfreien Unternehmung berichten, manche Menschen möchten nun mal der Welt erzählen, wie stolz sie sind, an diesem Trend teilzunehmen. (Andere, gestehen wir es uns ruhig ein, brauchen vielleicht ein paar »Likes« zur Ermunterung. Dafür muss man sich nicht schämen!)

Unter dem Hashtag #dryjanuary findest du auf Instagram Hunderttausende Posts. Lasse dich nicht von miesmacherischen Posts unter Hashtags wie #dryjanuarysucks, #dryjanuaryfail oder #dryjanuarymyarse runterziehen. Wir sind alle nur Menschen.

Zigtausende Mitglieder schauen regelmäßig auf der Facebook-Seite Dry January von Alcohol Change UK rein. Dort finden sie Tipps, Rezepte für alkoholfreie Drinks, die Widerlegung einiger Mythen und vieles mehr. Aber auch andere Seiten auf Facebook, von Privatpersonen oder Organisationen, machen Werbung für den trockenen Januar und erlauben Teilnehmenden, sich auszutauschen.

Sein Vorhaben in den sozialen Medien zu verkünden, ist eine gute Art der Selbstverpflichtung, denn danach weiß man: Das ganze Universum schaut einem zu (oder zumindest alle Follower ... hallo, Dad!). Und vielleicht ermuntert man ja mit seinem Beispiel andere, auf den Zug aufzuspringen oder gute Ratschläge zu posten. Außerdem kann ein solcher Post verlockende Einladungen zu gemeinsamen Sauftouren verhindern. Na ja, im Februar wieder ...

HEIMLICHE NICHTTRINKER

Die einen posaunen ihr Vorhaben in die Welt hinaus und können gar nicht mehr aufhören, davon zu erzählen. Sie quasseln ihre Kolleginnen voll, prahlen in der Pause vor ihren Freunden und schrauben sogar dem Pizzalieferanten ins Ohr, wie man einen alkoholfreien Drink macht, der noch besser schmeckt als ein Original. Andere Menschen sind zurückhaltender und schweigen sich über ihre neuen Erfahrungen aus. Bei diesen Meistern der Tarnung bekommt man mitunter gar nicht mit, dass sie an Kneipenabenden nur Sprudel trinken.

Diese Menschen betrachten den trockenen Januar als Soloflug (und das ist total okay). Im stillen Kämmerlein etwas zu beschließen und das dann durchzuziehen, kann eine aufbauende Erfahrung sein – und das Selbstbewusstsein wächst, je länger der Monat andauert. Vielleicht zögerst du, dein Vorhaben an die große Glocke zu hängen, weil du fürchtest, von anderen verurteilt zu werden (oder zu scheitern). Oder vielleicht möchtest du dir einfach unerbetene Kommentare ersparen. Leider sind solche Sorgen durchaus berechtigt. Gut möglich, dass Außenstehende (unverbesserliche Freundinnen, nervige Kunden und nichtsahnende Dates, die nicht allein trinken wollen) dich in Versuchung führen, entmutigen, aufziehen oder kritisieren. Um sich das zu ersparen, behält man sein Vorhaben vielleicht besser für sich.

PROFI-TIPP: BESTELLE IM ÄUSSERSTEN NOTFALL SPRUDEL UND ERZÄHLE DEN LEUTEN, ES HANDELE SICH UM EINEN WODKA SODA (KEINER WIRD EINEN UNTERSCHIED ERKENNEN, AUSSER DEM BARMANN ODER DER BARKEEPERIN).

Es gibt viele Möglichkeiten, einen Monat ohne Cocktails nicht nur zu überleben, sondern sogar zu genießen. Das (Heimwerker-)Motto lautet: Wenn du etwas Gutes planst, dann mache es auf deine Art und mache es selbst. So, und jetzt räumst du deine Flaschen weg …

AUF ETIKETTE(N) ACHTEN

Wo sind meine Flasche hin?

Wegschütten möchtest du deine Alkoholika sicher nicht, aber als ständige Verlockung möchtest du sie auch nicht zu Hause herumstehen haben. Damit du nicht vergisst, wo dein Whisky einen Monat lang Urlaub macht, kannst du die Etiketten unten ausfüllen, bevor du deine Flaschen bei Bekannten und Verwandten in Pension gibst. Um sie nicht in Versuchung zu führen, hältst du fest, wie viel noch in jeder Flasche ist.

Um die Sache interessanter zu machen, kannst du ja vereinbaren, dass die Hütenden die Flaschen leeren dürfen, wenn du während des Monats schwach wirst.

WER HAT MEINEN ALKO-HOL?

01

MEINE

WEIN-, BIER-, SCHNAPSFLASCHEN

SIND BEI: ____________________

MARKE: ____________________

ART: ____________________

MENGE: ____________________

WETTE: JA/NEIN [EINKREISEN]

WER HAT MEINEN ALKO-HOL?

02

MEINE

WEIN-, BIER-, SCHNAPSFLASCHEN

SIND BEI: ____________________

MARKE: ____________________

ART: ____________________

MENGE: ____________________

WETTE: JA/NEIN [EINKREISEN]

WER HAT MEINEN ALKO-HOL?

03

MEINE

WEIN-, BIER-, SCHNAPSFLASCHEN

SIND BEI: ______________________

MARKE: ______________________

ART: ______________________

MENGE: ______________________

WETTE: JA/NEIN [EINKREISEN]

WER HAT MEINEN ALKO-HOL?

04

MEINE

WEIN-, BIER-, SCHNAPSFLASCHEN

SIND BEI: ______________________

MARKE: ______________________

ART: ______________________

MENGE: ______________________

WETTE: JA/NEIN [EINKREISEN]

WER HAT MEINEN ALKO-HOL?

05

MEINE

WEIN-, BIER-, SCHNAPSFLASCHEN

SIND BEI: ______________________

MARKE: ______________________

ART: ______________________

MENGE: ______________________

WETTE: JA/NEIN [EINKREISEN]

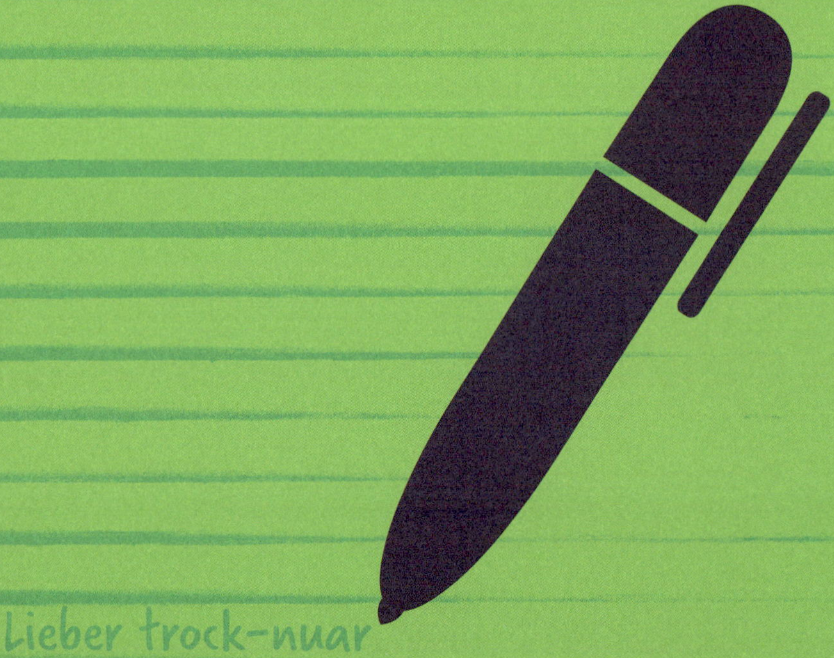

KAPITEL 5

»Lieber trockener Januar«

Es werden Welten zwischen dem liegen, wie du dich am 1. Januar (wahrscheinlich kaputt und verkatert) und am 1. Februar fühlst (ausgeruht und energiegeladen). Gerade wenn du an Silvester heftig gefeiert hast, wird dir der Kontrast besonders auffallen, auch ohne Notizen. Wer aber jeden Tag die kleinen Details festhält, kann leichter nachvollziehen, warum er oder sie sich unendlich viel besser fühlt.

Schläfst du nachts jetzt länger und ohne Unterbrechung? Oder machst du mehr Sport, weil du morgens keinen Kater hast? Halte solche Beobachtungen fest, ebenso wie deine Gefühle, Fortschritte und Rückschläge. Das hilft dir, motiviert zu bleiben, für deine Handlungen die volle Verantwortung zu übernehmen und letztlich zu triumphieren.

Die Idee, alle Erfahrungen festzuhalten, während man etwas ganz Neues unternimmt, ist nicht gerade neu. So wie Laufsporttreibende ihre Zeiten notieren und Menschen auf Diät ihr Gewicht, schreibst du dir am besten ein paar Dinge zu jedem Tag deiner Challenge auf. Verfolge, wie dein Körper sich verändert, sich deine Stimmung hebt, wie der Stress abnimmt. Sind das nicht die besten Argumente für einen alkoholfreien Monat? So etwas motiviert unheimlich. Und all das nur, weil du eine Sache in deinem Leben verändert hast (kein Alkohol). Stell dir vor, was passieren könnte, wenn du noch andere Aspekte deines Lebensstils veränderst!

Halte während des trockenen Monats folgende Dinge fest:

- **Wann** wachst du morgens auf?
- **Wie lange** schläfst du nachts?
- **Wie energiegeladen** bist du morgens? Um 14 Uhr? Abends?
- **Wie sieht deine Laune** zu bestimmten Tageszeiten aus?
- **Wie viel Geld** sparst du, weil du nichts für Drinks ausgibst?

PROFI-TIPP: UM EINEN BESSEREN VERGLEICH ZU ERMÖGLICHEN, SOLLTEST DU AM BESTEN ÜBER DEINEN TROCKENEN MONAT HINAUS TAGEBUCH FÜHREN. ECHTE STREBER FÜHREN SCHON IM DEZEMBER EIN SOLCHES TAGEBUCH, DANN TRITT DER KONTRAST NOCH DEUTLICHER HERVOR.

Trockenzeit-Tagebuch in deinem Stil

Halte fest, welche Fortschritte du im Laufe deines trockenen Monats machst, das stärkt deine Entschlossenheit. Schreibe jeden Tag auf, wie du dich fühlst. In Nullkommanichts ist der Monat vorbei und du fragst dich, wie du von Punkt A (wie »alkoholfrei«) zu Punkt B (»Bier wieder erlaubt«) gelangt bist.

Wie du deine Notizen machst, sei dir aber völlig freigestellt. Du darfst ganz altmodisch in ein Heft schreiben oder modern auf dem Computer tippen.

PROFI-TIPP: HALTE DIR GANZ BESTIMMTE ZEITEN ODER WOCHENTAGE ZUM NACHDENKEN UND TAGEBUCHSCHREIBEN FREI. DAS HILFT DIR, ES NICHT ZU VERGESSEN UND WIRKLICH TAGEBUCH ZU FÜHREN.

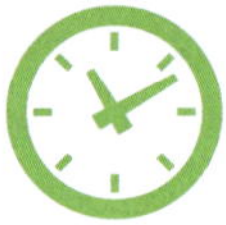

ALTE SCHULE

Eindrücke ganz traditionell handschriftlich festzuhalten, ist die beste Methode für Menschen, die mal vom Bildschirm wegkommen möchten. Und sie bietet auch einen prima Vorwand, loszuziehen und ein hübsches Notizbuch zu kaufen. Vielleicht bleibst du ja hinterher dabei – Tagebuch zu schreiben ist eine gute Gewohnheit. Anmerkung: Es handelt sich hier um kein hochgeheimes »In wen bin ich verschossen?«-Tagebuch, wie du es als Teenager vielleicht geführt hast. An deinem Vorhaben ist nichts peinlich! Du darfst das Tagebuch jedem zeigen, ganz wie du magst (du brauchst es also nicht wegzuschließen). Lass dich von den schier unendlichen Möglichkeiten nicht einschüchtern, die die vie-

In Nullkommanichts ist der Monat vorbei und du fragst dich, wie du von Punkt A (wie »alkoholfrei«) zu Punkt B (»Bier wieder erlaubt«) gekommen bist.

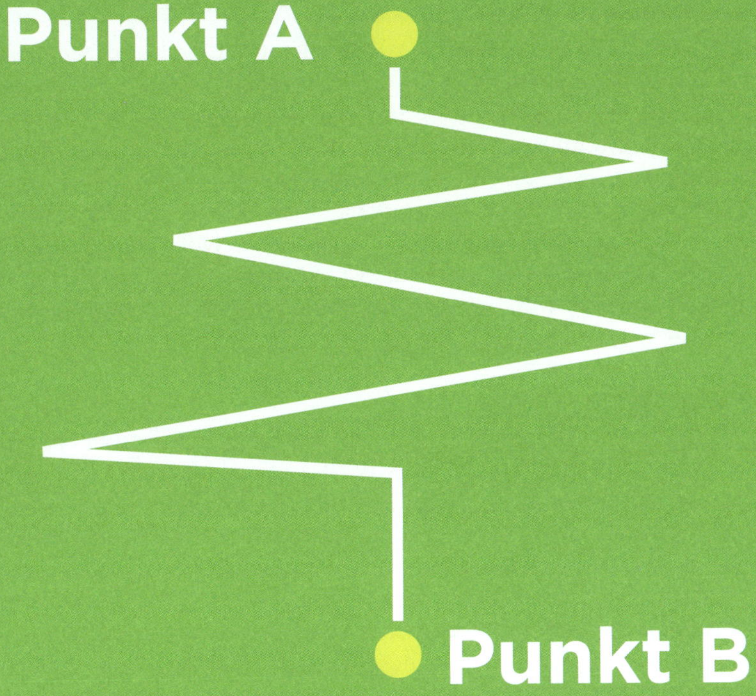

len, vielen Seiten deines neuen Notizbuchs verheißen. Du bist nicht verpflichtet, jeden Tag, jede Stunde, jeden Abend etwas zu schreiben oder gar das ganze Büchlein zu füllen. Halte fest, wie es ist, nichts zu trinken, wann immer es dir passt! Vielleicht schreibst du an einem Tag fünf Seiten und am nächsten nur fünf Sätze (oder fünf Wörter).

Mache das Ganze ruhig noch persönlicher, indem du es mit Zeichnungen, Stickern oder Kringeln verzierst. Mit Buntstiften, Textmarkern und Farben hauchst du deinen Einträgen Leben ein (oder peppst sie zumindest ein wenig auf - ganz nach Belieben). Lass deine Kreativität sprudeln! Du hast alles in (beziehungsweise in Form von Block und Stift vor) dir, was es braucht, um deine Erfahrungen festzuhalten. Es ist auch nicht nötig, ein Vermögen für ein edles Notizbuch auszugeben; ein altes Schulheft oder ein halb leerer Block tun es ebenso. Oder du notierst deine Erfahrungen einfach am Rand deines normalen Tagebuchs.

ERINNERUNGSSTÜTZEN

Egal, ob du einen Kalender in deinem Telefon führst oder einen Papierkalender für deine Termine hast: Wiederkehrende Alarme oder fest eingeplante Zeiten verhindern, dass du das Tagebuchschreiben vergisst, und irgendwann wird es von einer lästigen Pflicht zu einer selbstverständlichen Gewohnheit. Falls es dir nicht liegen sollte, jeden Tag etwas zu schreiben, kannst du auch jeden zweiten Tag kurz Stichpunkte notieren, oder einmal die Woche oder irgendwann. Wenn du einen elektronischen Kalender verwendest, kannst du auch freundliche Erinnerungen programmieren, wann du dir fünf Minuten zum Nachdenken und Schreiben nehmen solltest.

NÜCHTERNE NOTIZEN

Vielleicht sind Tagebücher nicht so dein Ding (oder du nimmst es mit dem Umweltschutz ernst und willst Papier sparen; vielleicht fürchtest du dich aber nur davor, dich am Papier zu schneiden). Vielleicht quillt dein Kalender ja auch schon über vor lauter Aufgaben und Terminen. Klingt das vertraut? Dann gibt es eine einfache Lösung: Öffne ein neues Dokument in den elektronischen Notizen deines Handys und halte dort fest, was du während deines trockenen Monats gemacht und erlebt hast. Da du deine Aufzeichnungen fast jederzeit in Griffnähe hast, kannst du auch jederzeit etwas eintragen oder ändern, egal, ob du gerade auf der Couch liegst, arbeitest oder U-Bahn fährst.

EIN BLOG ÜBER DAS NÜCHTERNBLEIBEN

An all euch kreative Denkerinnen, Designer und Schreiberinnen: Versucht doch, eure Höhen und Tiefen, die Fallstricke und Erfolgserlebnisse eures trockenen Januars im Internet zu beschreiben. Durch Personalisierung deines Blog-Themas, der Farbpalette, der Schriften und anderer ästhetischer Elemente gestaltest du diesen digitalen Raum als eine Verlängerung deiner selbst. Schreibe ein paar Sätze über deine Reise oder ganze Absätze oder von mir aus auch Haikus. Nur keine falsche Zurückhaltung! Teile deine Erfahrungen mit der Welt (oder drei Followern)! Poste deine täglichen Erfahrungen und rege die anderen an, Kommentare abzugeben, Ratschläge zu geben oder von ihren eigenen Erfahrungen zu berichten. Wenn du deine Einträge lieber für dich behältst, darfst du das natürlich auch. Egal, wer dein Tagebuch liest (und wer nicht), illustriere das Ganze mit Fotos und füge nach Belieben multimediale Elemente hinzu, wie Links zu Webseiten, Quellen und Artikeln zum trockenen Januar. Poste ruhig Bilder deines Sprudelglases im Club oder von Aktivitäten, die du unternommen hast, anstatt auszugehen.

Um deinen ganz persönlichen Blog zu starten, musst du dich nur bei Tumblr (oder Ähnlichem) registrieren und lostippen! Oder du lässt deiner Kreativität freien Lauf – sei es auf Design-Seiten mit vorgefertigten Schablonen oder ganz freihändig. Um die Sache offiziell zu machen, musst du einen Domainnamen registrieren lassen. Probiere es mit einer Kombination aus deinem Vornamen und deinem Vorhaben (trockenerjanuarfür[dein Name].de). Du kannst auch mit Spitznamen und anderen individuellen Elementen spielen, etwa [dein Name]in[deiner Stadt]bleibtimjantrocken.de. Diese Webadressen dürfen so lang oder knapp sein, wie du magst.

SPRUDEL UND SPRACHAUFZEICHNUNGEN

Da du während deines trockenen Monats ja nicht alkoholbedingt nuschelst, kannst du auch diktieren, was du ohne Alkohol erlebt hast. Kauf dir ein digitales Diktiergerät, hol den alten Kassettenrekorder (samt Kassetten) wieder raus oder nutze die Sprachaufzeichnungsfunktion deines Handys. Ordne diese digitalen Sprachnotizen nach Datum, Thema oder Stimmung. Höre sie dir an, wenn du eine Aufmunterung brauchst, dich nach einem Drink sehnst oder buchstäblich hören möchtest, wie weit du seit Beginn deines nüchternen Monats gekommen bist!

UND (ALKOHOLFREIE) ACTION!

Vielleicht bist du ja ein professioneller YouTube-Star mit Millionen Followern, wahrscheinlich aber eher nicht. Trotzdem könnte ein Video-Blog (Vlog) genau das Richtige für dich sein. Wie beim normalen Bloggen kannst du deine Erfahrungen in der Trockenzeit ganz einfach mit der Welt teilen oder mit einem kleinen Kreis von Vertrauten. Egal, ob du deine Videos online stellst oder nur im Handy speicherst, sprich offen und ehrlich über deine nüchternen Tage – in deinem ganz eigenen Ton. Du brauchst kein professionelles Set, Studio, Stativ oder sonstiges Equipment, um deine eigenen Vlogs zu machen. Halte dein Handy im Selfie-Stil auf Armeslänge vor dich und los geht's. Bitte ruhig eine Freundin, einen Freund oder Familienmitglieder, die Kamera zu halten oder selbst mitzuspielen (wenn sie nicht kamerascheu sind und du jemanden zum Co-Kommentieren brauchst). Für diejenigen, die alles ganz einfach halten wollen, hat Vloggen den Vorteil, dass man alles allein machen kann (hilfreich ist dabei ein zeitverzögerter Selbstauslöser, über den die meisten Handykameras verfügen).

App ins Vergnügen!

Natürlich gibt es auch genau für dein Vorhaben erdachte Apps. Sie leiten dich ganz allein durch deinen trockenen Monat. Mit all der Technologie (und Unterstützung) in ständiger Griffweite fällt es dir vielleicht viel leichter, den Monat gut rumzubringen. Greife zum Handy statt zur Flasche!

Mit den richtigen Apps kannst du deine Stimmungskurve verfolgen, deine Unternehmungen, gesparte Kalorien und Euro. Diese herunterladbaren Hilfen sind in der Regel kostenlos und können dir mit Tipps, Tricks und Erinnerungsstützen dabei helfen, den trockenen Monat mit Bravour zu bestehen. Je nach persönlichem Empfinden kommt dir vielleicht die eine Plattform eher entgegen als andere. Du kannst die App so einstellen, dass sie sich täglich meldet, oder sie einfach öffnen, wenn es dir gerade passt.

Da die Apps von Menschen entwickelt wurden, die den trockenen Januar selbst erlebt (und die Prüfung mit fliegenden Fahnen bestanden) haben, hat jede einzelne Funktion ihren Sinn, nichts ist überflüssig.

Wichtig: Diese Apps wenden sich an Menschen, die vorübergehend auf Alkohol verzichten wollen. Für Menschen auf Alkoholentzug und solche, die vorhaben, nie wieder etwas zu trinken, gibt es eigene Plattformen. Schau dir die Optionen an und wähle dann diejenige, die dir persönlich, deinen Bedürfnissen und deinem Lebensstil am meisten entgegenkommt, und leg los!

APP ZUM ERFOLG!

Seit ein paar Jahren erscheinen immer mehr (englischsprachige) Apps zum trockenen Januar. Die offizielle App von Alcohol Change UK heißt Try Dry und hilft bei der Buchführung darüber, was du dir alles sparst – Geld, Kalorien, Alkoholeinheiten –, während du auf edle Weine, Cocktails und Bier verzichtest. In der App findest du auch Blog-Posts von Dry-January-Experten und -Expertinnen. Die Nutzenden der App können das in den Tagen, Wochen und Monaten der Enthaltsamkeit gesparte Geld auch an Alcohol Change UK spenden. Das Beste an diesem Werkzeug ist, dass es sich das ganze Jahr über nutzen lässt, nicht nur für einen trockenen Januar.

Die App Dry Days bietet viele Posts mit nützlichen Ratschlägen (etwa für Wochenendunternehmungen) und verfolgt ebenfalls, wie viel Geld du sparst, indem du auf Alkohol verzichtest (klimper, klimper).

PROFI-TIPP: LADE EIN PAAR DIESER APPS HERUNTER UND SIEH SIE DIR GENAUER AN, BEVOR DEIN ALKOHOLFREIER MONAT BEGINNT. DAS GIBT DIR ZEIT, DIEJENIGE ZU FINDEN, DIE DEINEN ZIELEN UND DEINER PERSÖNLICHKEIT AM MEISTEN ENTSPRICHT. (EINE APP REICHT IM GRUNDE, DU DARFST ABER SO VIELE NUTZEN, WIE DU MAGST, WENN SIE DICH ALLE ANSPRECHEN.)

DATENBLATT ZUR TROCKENZEIT

Lass den Streber in dir raus! Lege ruhig ein Spreadsheet über deine nüchternen Tage an. Das verrät vielleicht einiges darüber, wie sich Alkohol auf deinen Alltag und deinen Lebensstil auswirkt. Erstelle Kategorien wie Schlafdauer, soziale Aktivitäten, Aufmerksamkeit und Sport (du kannst sogar festhalten, wie viele Tassen Kaffee du brauchst, um den Tag durchzustehen). Welche Kategorien du wählst, ist ganz dir überlassen, du selbst weißt ja am besten, welche Aspekte des Alltags sich verändert haben. Wenn du die Dry Challenge zusammen mit Freundinnen und Freunden angehst (alias deiner Hilfstruppe Trockenzeit;

mehr zu diesen ganz besonderen Menschen ab Seite 128), dann lade sie doch alle ein, ihre Werte in ein geteiltes Live-Spreadsheet einzutragen. Als Gruppe könnt ihr dann die Ergebnisse miteinander vergleichen und das Datenblatt in Echtzeit aktualisieren.

TEXTEN IN DER GRUPPE

Mit Textnachrichten lassen sich Freundeskreis, Familienmitglieder und Leidensgenossen ganz leicht auf dem Laufenden halten. Sie helfen, Sorgen und Siege zu dokumentieren (noch formloser als in jedem Tagebucheintrag) und sich mit anderen zu vergleichen. Gib deiner Chatgruppe einen originellen, sinnigen Namen wie TrockenTagebuch – was vielleicht einen zusätzlichen Ansporn darstellt, täglich etwas Neues zu schreiben. Sollte der Gruppenname als Inspiration nicht reichen, werden die Pings der neuen Nachrichten von anderen Teilnehmenden dich daran erinnern, ebenfalls über deinen Tag nachzudenken und dich in die Diskussion einzuklinken. Miesmacher, die dich in deinem Vorhaben nicht unterstützen, sind bei dieser Gruppe natürlich außen vor. Schließlich soll der Chat dich aufmuntern und inspirieren.

PROFI-TIPP: WENN DU GEMEINSAM MIT ANDEREN IN EINEM BÜRO ARBEITEST UND STÄNDIG TEXTNACHRICHTEN BEKOMMST, DANN STELLE DIE BENACHRICHTIGUNGEN STUMM, UM DEINE KOLLEGINNEN UND KOLLEGEN NICHT MIT STÄNDIGEN PINGS ZU NERVEN!

HAFTNOTIZEN

Nur zur Erinnerung: Du hast einen Monat ohne Wein, Bier und Spirituosen vor dir! Menschen schreiben sich ständig Erinnerungsstützen auf Haftnotizen und kleben die dann an Spiegel, in Terminkalender oder auf Computermonitore. Mache es wie sie und schreibe dir auf Haftnotizen, wie viele trockene Tage noch vor dir liegen. Löse die Zettel dann einen nach dem anderen (vom Schreibtisch, Kühlschrank, Computerbild-

schirm) ab und schreibe auf die Rückseite, wie du dich gerade fühlst. Hebe diese kurzen Gefühlsskizzen auf, bewahre sie in einer Schublade auf oder lasse sie offen herumliegen. Am Ende des trockenen Monats dokumentiert deine Zettelsammlung, wie du dich während deiner Challenge gefühlt hast. Besonders gut eignet sich die Methode, wenn du nicht zu Wortschwällen neigst, denn auf den Zetteln ist ja nicht viel Platz für Lebensgeschichten ... auch wenn es natürlich zu den coolen, ungewohnten Unternehmungen des Monats (siehe die Seiten 106 und 107) viel Lustiges zu erzählen gäbe.

ZWISCHENCHECK

Okay, vielleicht ist Schreiben ja nicht dein Ding. Nicht allen liegt es, ihre Gefühle auszudrücken, sei das nun in Chats, Videos, Blogs oder auf anderem Wege. Also: Wenn es dich nervt festzuhalten, wie du dich fühlst, wie viel Sport du machst und wie lange du schläfst, wenn es dich vielleicht sogar daran hindert, dein Ziel zu erreichen, dann vergiss es einfach. Lass die Tagebucheinträge sein, Hauptsache, du bleibst auf Kurs. Versuche aber zumindest in der Mitte des Monats, kurz Bilanz zu ziehen, wenn du es nicht schon täglich oder wöchentlich machst. Halte kurz fest, was sich in deinem Körper, Geist und Sozialleben geändert hat. Du darfst aber auch ausführlich darüber schreiben - oder ein Sonett verfassen, wenn dir danach ist.

PROFI-TIPP: APROPOS ODEN AN DEN TROCKENEN JANUAR - SCHREIBE ZUR MONATSMITTE EIN GEDICHT (ODER NUR EINE STICHPUNKTLISTE) ZU ALL DEN ALKOHOLFREIEN ABENTEUERN, DIE DU BEREITS ERLEBT HAST, UND SOLCHE, DIE DU NOCH BIS ANFANG FEBRUAR PLANST.

Zweifellos werden einige lustige, coole Unternehmungen - bei denen man sich nicht betrinkt - in deinem Tagebuch vorkommen, kurz oder ganz ausführlich. Brauchst du Inspiration, wie du diesen Monat dokumentieren kannst? Dann blättere um.

GEFÜHLE FESTHALTEN

Von Sonnenauf- bis -untergang, ganz ohne Alkohol

Du brauchst keine Kalligrafie lernen, um festzuhalten, auf wie vielfältige Weise ein nüchterner Monat deinen Alltag verändert. (Wenn aber Schnörkel und Kringel dein Ding sind, dann nur zu!). Die Dokumentation, wie du dich während der 31 trockenen Tage fühlst, braucht nur ein paar Wörter lang sein. Oder du schreibst ein ganzes Buch (ähem) darüber. Weißt du nicht so recht, in welchem Medium (Tagebuch, Kalender, Haftnotizen, Blog) du den Monat in seiner Gänze festhalten sollst? Dann fange doch einfach mit dieser Tabelle an. Fülle jeden Tag oder einmal die Woche oder Mitte des Monats die Kästchen aus, ganz wie es dir beliebt oder in den Zeitplan passt.

MONAT	AUFGEWACHT UM	STUNDEN GESCHLAFEN	GESPARTE SUMME (DURCH VERZICHT AUF ALKOHOL)	SPORT; ART UND DAUER	:-) - TOLL :-| - MITTEL :-(- SCHLECHT	0 = ERNERGIENIVEAU 10 = TODMÜDE UND HELLWACH	ZAHL DER ALKOHO-LISCHEN GETRÄNKE
1							
2							
3							
4							
5							
6							
7							
8							
9							
10							
11							

MONAT	AUFGEWACHT UM	STUNDEN GESCHLAFEN	GESPARTE SUMME (DURCH VERZICHT AUF ALKOHOL)	SPORT; ART UND DAUER	:-) - TOLL :-| - MITTEL :-(- SCHLECHT	0 = ERNERGIENIVEAU 10 = TODMÜDE UND HELLWACH	ZAHL DER ALKOHOLISCHEN GETRÄNKE
12							
13							
14							
15							
16							
17							
18							
19							
20							
21							
22							
23							
24							
25							
26							
27							
28							
29							
30							
31							

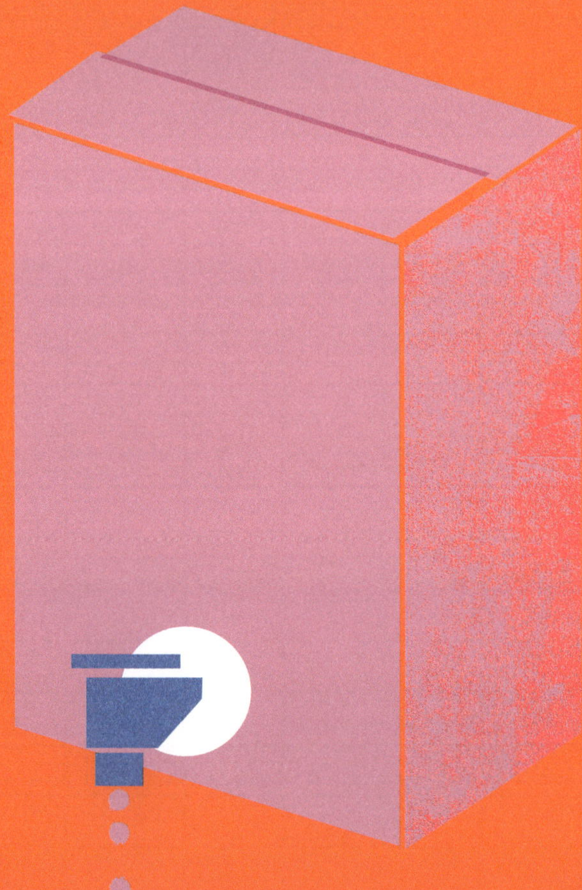

KAPITEL 6

Über den Glasrand hinausschauen

In deinem trockenen Januar hast du 744 Stunden auszufüllen. Du kannst sie verbringen, wie auch immer du magst, nur eben ohne die Hilfe und den Konsum von Alkohol. Gut, einen erheblichen Teil dieser Zeit wirst du arbeiten, schlafen (aber hoffentlich nicht während der Arbeit schlafen). Die restliche Zeit, die nach Besorgungen, privaten und familiären Pflichten sowie Selbstfürsorge übrig bleibt, sollte erfreulich, gesellig und entspannend sein.

»Noch auf ein Bier zu gehen« ist die typische Art, Kolleginnen und Kollegen näher kennenzulernen und mit Freundinnen und Freunden in Kontakt zu bleiben. Beliebt ist aber auch, allein eine Flasche Wein aufzumachen und vor dem Fernseher zu lümmeln/ein Schaumbad zu nehmen/auf der Couch liegend ein Buch zu lesen. Vielleicht hast du dir, wie viele andere Menschen auch, angewöhnt, dir nach der Arbeit ein Glas Pinot, Whisky oder Bier zur Entspannung zu gönnen. All diese Augenblicke kannst du aber auch ohne Alkohol erleben, ganz leicht und genauso entspannend.

Schreibe die Szenen einfach um, erst in deinem Kopf und dann im wirklichen Leben. Nicht zu allem, was du allein oder in Gesellschaft machst, gehört Alkohol. Und manchmal gehört er ehrlich gesagt gar nicht dazu! Auch ohne Alkohol kannst du das Maximum aus deiner freien Zeit herausholen, egal, ob sie sich in Minuten bemisst oder du ganze Vormittage, Nachmittage oder Abende zur freien Verfügung hast. Wenn es sich in einem alkoholfreien Monat für dich richtig anfühlt, etwas Neues auszuprobieren, dann mache das! Oder vielleicht nimmst du ja ein altes Hobby wieder auf, das nur in Vergessenheit geraten ist? Mache wieder Dinge, für die dir normalerweise die Zeit fehlt, gehe zum Beispiel ins Kino oder lies ein Kapitel in einem lustigen Buch. Hauptsache, du amüsierst dich (und bleibst nüchtern).

Abenteuerlich essen ohne (Koch-)Wein

Iss nur fröhlich weiter wie vor Silvester! Du darfst gern weiter zum Essen ausgehen. Edle Restaurants paaren gern Speisen mit dazugehörigen Weinen, weil sie sich angeblich so gut ergänzen. Aber das stimmt nur bedingt. Denn ohne den Einfluss von Alkohol schmeckst du vielleicht bewusster, was du da gerade isst. Angeheitert vertilgen Menschen oft größere Portionen (Stichwort: Völlerei) und achten weniger auf subtile Geschmacksnuancen, weil sie sich innerlich schon auf den nächsten Schluck freuen. Um der Versuchung einer Mahlzeit mit perfekt abgestimmten Weinen zu entgehen, kannst du für dich und andere zu Hause kochen. Koche etwas aus einem Buch oder dem Internet nach oder erfinde ganz kreativ etwas Neues! In zahllosen YouTube-Videos findest du Schritt-für-Schritt-Anleitungen zum Nachkochen.

Wenn es draußen so richtig kalt wird, ist die beste Jahreszeit, um exotische Gerichte mit ungewohnten Zutaten aus fernen Gegenden auszuprobieren. Oder du versuchst dich daran, Gerichte für Menschen mit bestimmten Lebensmittelunverträglichkeiten zuzubereiten (lade dir dazu die entsprechenden Probeessenden ein – vielleicht bieten sie auch an, die Hälfte der Zutaten zu bezahlen oder hinterher dreckige Töpfe und Pfannen abzuspülen.)

PROFI-TIPP: KAUE KAUGUMMI ODER TRINKE FRUCHTSAFT, WÄHREND DU IN DER KÜCHE WERKELST – SO ERSETZT DU DAS GLAS WEIN, DAS DU NORMALERWEISE WÄHREND DES ZWIEBELSCHNEIDENS UND TOMATENWÜRFELNS TRINKST. AUCH MOCKTAILS SIND ERLAUBT.

Freundinnen und Freunde oder Familienmitglieder sollen aber nicht nur zusehen (beziehungsweise mitessen), sondern ruhig auch ihren Talenten entsprechend mithelfen. Kennst du jemanden, der köstliche vegetarische Fleischbällchen macht? Dann lass dir doch beibringen, wie das geht. Oder lade ein paar Leute zu einem Frühstücks-, Mittags- oder Abendbuffet ein, zu dem alle etwas beisteuern. So teilt ihr euch auch ganz automatisch die Kosten der Sause. Und wenn deine Gäste sich mit Schälern und Zerkleinerern nicht besonders geschickt anstellen, teilst du ihnen halt Hilfsjobs zu wie Mischen und Abwiegen.

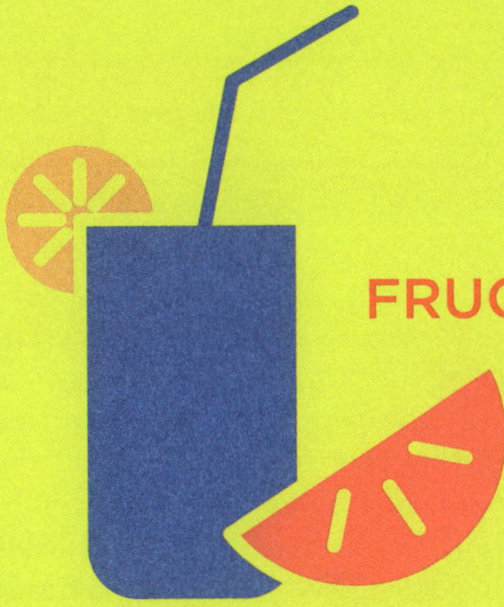

FRUCHTSAFT

KAUGUMMI

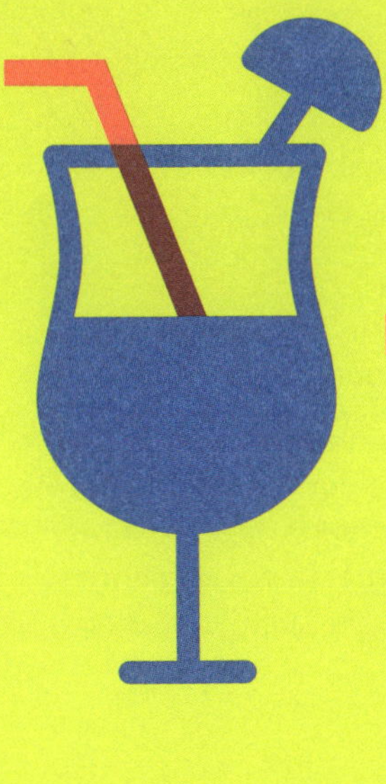

MOCKTAIL

PROFI-TIPP: BITTE DEINE GÄSTE, STATT EINES GASTGESCHENKS NICHT-ALKOHOLISCHE GETRÄNKE WIE SÄFTE, COLA, SPRUDEL ODER TEES MITZUBRINGEN.

Falls deine Kochkünste sich nicht direkt auf Sterneniveau bewegen (auf gut Deutsch: Die Mikrowelle ist dein bester Freund), könnte es ja ein tolles Abenteuer sein, mal deine Komfortzone zu verlassen und etwas Schwierigeres zu kochen. Vielleicht wird ja ein Hobby daraus, das dich diesen Monat vor Restaurantbesuchen und ihren Versuchungen bewahrt. Küche zu klein? Dann mache doch einen Kochkurs! In größeren Städten gibt es eigene Lehrküchen, in denen Neulinge und Profis lernen, wie man Bolognesesoßen oder Risotto perfekt hinbekommt. Das können Einzelabende sein oder Kurse über mehrere Termine hinweg. Meist ist eine vorherige Anmeldung erforderlich; man kann allein oder mit Freundinnen und Freunden teilnehmen.

PROFI-TIPP: ACHTE BEI DEN REZEPTEN, DIE DU ZU HAUSE NACHKOCHST, UND DEN SPEISEN, DIE DU IM RESTAURANT BESTELLST, DARAUF, DASS SIE KEINEN ALKOHOL ENTHALTEN. VERBOTEN SIND ALSO COQ AU VIN, STEAK AU POIVRE (ENTHÄLT COGNAC) ODER ALLE FLAMBIERTEN SPEISEN (DAFÜR WIRD MEIST RUM ODER BRANDY VERWENDET). ENTSPRECHEND VERBOTEN SIND VERFÜHRERISCHE KOCHKURSE WIE »FLAMBIEREN FÜR FORTGESCHRITTENE«.

Solltest du mit Kochen gar nichts am Hut haben (weil Schürzen tragen und Zutaten abwiegen nicht dein Ding sind), dann gehe einfach aus und iss in deiner Nachbarschaft. Alte Lieblingslokale oder Neuentdeckungen – alles prima, solange du kein Coq au Vin bestellst.

DIE CRÈPE-, CROISSANT- UND KUCHEN-CHECKLISTE

Mache dir schon vor Beginn deines trockenen Monats eine Liste aller guten Bäckereien, schönen Cafés, empfehlenswerten Eisdielen und Restaurants deines Viertels, die du schon lange mal mit Freundinnen und Freunden ausprobieren wolltest (die ihrerseits vielleicht auch tolle Empfehlungen wissen). Viele Tipps findest du auch über Blogs, soziale

Medien und Suchmaschinen. Mit einer köstlichen heißen Schokolade in der Hand wirst du deinen Pinot gar nicht mehr vermissen.

Sie haben das Recht, nüchtern zu bleiben

Ganz brutal gesagt: Trinken ist oft pure Zeitverschwendung. Gerade noch ist es 21 Uhr und du bestellst deinen ersten Cocktail. Einige Shots und Gespräche später ist es plötzlich drei Uhr morgens. Auf dem Heimweg pfeifst du dir noch einen Imbiss rein, bei dem Nährwerte und Ballaststoffe keine überragende Rolle spielen - und noch 24 Stunden später fühlst du dich wie durch die Mangel gedreht. Wen wundert's? Nach einer solchen Nacht würden auch die fittesten Athleten nicht freudig aus dem Bett springen und frühmorgens joggen gehen. Und alle anderen haben noch weniger Lust, ihre müden Knochen zum Sport zu schleppen.

Hauche den abgedroschenen Neujahrsvorsätzen, »gesünder zu leben« und »abzunehmen«, wieder neues Leben ein, indem du jene Stunden, in denen du nur Biergläser stemmst, durch Sport ersetzt. So verbrennst du Kalorien, statt welche zu süffeln. Hebe echte Gewichte in einem Fitnessstudio, schufte an Kardiogeräten und komme deinen Fitnesszielen jeden Tag näher - um 8 Uhr morgens oder um 21 Uhr abends, wie es dir am besten passt (vielleicht trainierst du ja gerade zu jenen Zeiten, in denen du sonst am meisten versucht wärst, einen Drink zu nehmen). In manchen Studios helfen dir persönliche Trainerinnen und Trainer, manche bieten Gruppentrainings an, sodass du deinen ganz eigenen Rhythmus finden oder dich gemeinsam mit anderen auspowern kannst, die das gleiche Ziel haben.

Wenn das Allein-vor-sich-hin-Trainieren im Fitnessstudio nicht so dein Ding ist, kannst du ja einen Fitnesskurs belegen. Dort schwitzt ihr dann gemeinsam, wie in einer überfüllten Bar, vielleicht auch zu lauter Musik. Die Palette der Möglichkeiten ist unendlich und geht von Spinning und Cycling über Pilates, Ballett, Dance Cardio, Laufen, Bootcamp und Intervalltraining bis zum Yoga. Hier finden nun wirklich alle etwas, die lieber gemeinsam mit anderen Sport treiben möchten. Die Kurse sind typischerweise 30 bis 90 Minuten lang, werden von stimulierender Musik begleitet und von einem Trainer oder einer Trainerin geleitet. Bei manchen lernst du sogar noch Mantras, als Extra-Inspiration, sich durch diesen Monat zu beißen.

Die Mitgliedsgebühren von Fitnessstudios oder Kursgebühren können ganz schön ins Geld gehen, aber regelmäßig Sport zu treiben muss kein Vermögen kosten. Denn eigentlich brauchst du nur ein wenig freien Platz im Wohnzimmer und ein Gratis-Fitnessvideo von YouTube, und schon kann deine ganz persönliche Trainingsstunde zu Hause losgehen. Meister der Selbstkontrolle (die ihre alkoholischen Getränke nicht zu Beginn des Monats ausgelagert haben) können (wie schon erwähnt) ihre vollen Weinflaschen und Bierdosen als Hanteln benutzen. Andere Bar-Accessoires funktionierst du zu Markierungen um, wie weit du auf allen vieren laufen musst. Und dein Shaker? Ist jetzt eine coole Wasserflasche. Gehe außerdem bei passablem Wetter (kein Schneesturm) draußen joggen, spaziere eine Runde durch den Park, radle um den Block oder wandere sogar in den Bergen (wenn das für dich möglich ist).

Ein Tag im Spa statt an der Bar

Gönne dir noch vor Ende deines trockenen Monats einen entspannten Tag samt Wellnessbehandlung zu Hause oder in einem Spa. (Egal, ob du gerade erst einen Tag geschafft hast oder schon fast den ganzen Monat: Du verdienst es! Professionelle Beauty- und Wellnessangebote gehen vom Haarefärben über Massagen, kosmetischen Gesichtsbehandlungen, Mani- und Pediküren bis hin zur Akupunktur – vor allem zählt, dass du deine Zeit angenehm, aber ohne Drink in der Hand verbringst. (Apropos: Nicht vergessen, das Glas Prosecco abzulehnen, das man dir vielleicht im Wellnesssalon anbietet!) Auch hier gilt wieder, dass es nicht unbedingt viel kosten muss, sich selbst zu verwöhnen. Du kannst auch einfach zum Drogeriemarkt gehen und dir für wenig Geld Gesichtsmasken kaufen oder das Zubehör für ein anregendes Fußpeeling oder eine Pediküre.

Die Gang zusammenbringen

Auch wenn der trockene Januar eine ganz persönliche Herausforderung ist, gehen die meisten die Sache nicht im Alleingang an. Natürlich könntest du dich 31 Tage lang zu Hause verkriechen, um allen Versuchungen aus dem Weg zu gehen, aber das wäre Unfug und außerdem unnötig. Denn es gibt zahllose unterhaltsame Dinge, die du mit deiner Clique, Bekannten und Familienmitgliedern unternehmen kannst.

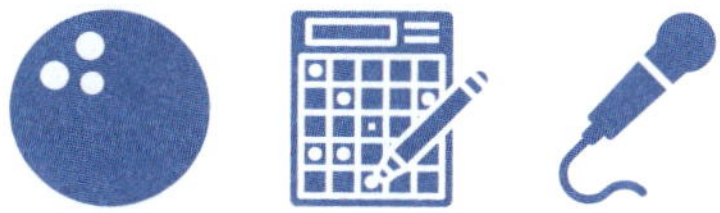

Bowlen ist so etwas, das sich ohne Alkohol gut (oder sogar besser) machen lässt. Anders als bei anderen Sportarten braucht man keine Übung, um eine Kugel eine geölte Bahn hinunterzurollen und Pins umzuwerfen. Daran haben Menschen jeden Alters, Gewichts und Verstands ihren Spaß (besonders wenn die Banden hochgefahren werden). Ihr unternehmt was zusammen, bekommt ein bisschen Bewegung und könnt miteinander plaudern, während ihr gerade nicht dran seid.

Auch Billardhallen verbinden viele mit Alkoholkonsum. Dabei trifft man nüchtern natürlich genauer, wahrscheinlich spielst du besser. Probiere es mal aus (ganz ohne Bier in Griffweite) und schau, wie gut es läuft!

Bingo wird meist auf Kreuzfahrtschiffen gespielt, von Pensionären mit pappsüßen Daiquiris und Piña coladas in den Händen. Bei einer ebenfalls beliebten Version zieht eine Dragqueen mit hoch toupiertem Haar, dramatischem Make-up und stelzengleichen Absätzen die Nummern. Solche Veranstaltungen finden meist zu Nachtclub-Stunden in größeren Städten statt und das Publikum trinkt auch meist Nachtclub-Getränke. Lässt man aber tropische Kreuzfahrtschiff-Cocktails und glamouröse Cosmopolitans weg, ist Bingo ein Spiel, das jeder spielen kann, sogar tagsüber und mit der eigenen Familie. Ruf also Mama und Papa, Oma und Opa und deine jüngeren Cousins und Cousinen zusammen und dann amüsiert euch! Ihr könnt um Geld spielen oder nur zum Spaß, aber aufgepasst: So manchen packt ein ungeahnter Ehrgeiz, gerade wenn er Gelegenheit bekommt,

Bingo! zu rufen.

Für Karaoke braucht man, wenn man nicht gerade eine Rampensau ist, ein wenig Mut. Üblicherweise trinkt man sich den gern an, da das aber gerade verboten ist, musst du so Mut fassen. Du kannst das! Genieße das befreiende Gefühl, deinen Lieblingssong zu schmettern! Für Unterhaltung ist beim Karaoke immer gesorgt, weshalb es eine tolle Unternehmung für Gruppen ist. Lasst den Stress der Arbeitswoche einfach raus! Du wirst dich amüsieren, auf der Bühne wie im Publikum, beim gemeinsamen Singen und (Fremd-)Schämen.

Menschen, die Wettbewerbe lieben, können auch in Video- und Jahrmarktspielen gegeneinander antreten. Schnappt euch einfach ein paar Münzen und ab geht es zur nächsten Spielhalle. Rasante Runden und knifflige Levels sorgen dafür, dass deine Hände immer an Knöpfen, Joysticks und Controllern beschäftigt sind und du gar keine Gelegenheit hast, etwas zu trinken. Die Auswahl ist unendlich, du musst dich nur entscheiden zwischen Lara Croft und Super Mario, Autorennen, Flipper, Skee-Ball und zahlreichen anderen Möglichkeiten. Tretet einzeln gegeneinander an oder bildet Teams und schaut, wer gewinnt (vielleicht sogar einen süßen Plüschbären?). Möchtest du kein Geld ausgeben? Dann lade einfach deine Clique zum gemeinsamen Daddeln an der Spielkonsole ein.

Alkoholfreie Frischluft-Unternehmungen

Gehe hinaus und lasse dir das Gehirn durchpusten!

Nun ist es hierzulande ja im Januar zu kalt, um nachmittags Kajak fahren zu gehen, zu surfen oder Stand-up-Paddling zu betreiben. Aber vielleicht hast du deinen trockenen Monat ja in den August gelegt? Dann kannst du faul am Pool herumlungern oder im Meer schwimmen – aber bitte immer ohne Daiquiris und Piña coladas. Adrenalinjunkies dürfen Jetski oder Wasserski fahren (wofür du allerdings Ausrüstung, ein Gefährt und vielleicht jemanden zum Fahren brauchst).

Aber nein, es ist Januar, und es schneit draußen? Prima, dann baue doch einen Schneemann oder mache einen Schneeengel. Unternimm in deinem nüchternen Monat ruhig Dinge, die du als Kind geliebt hast! Lasse deiner Fantasie freien Lauf, dekoriere deine winterlichen Kreationen, gib ihnen ein Gesicht und ziehe ihnen etwas an! Und hinterher, zurück im Warmen, gönnst du dir zum Aufwärmen weder Grog noch Punsch, sondern Tee oder heiße Schokolade.

Überall gibt es inzwischen Bauernmärkte, auf denen bei jedem Wetter Gemüse, Fleisch und Selbstgebackenes aus der Region angeboten werden. Hier findest du Lebensmittel ausgefallener Marken, die Supermärkte nicht führen, nur selten angebotenes Obst, obskure Gemüsesorten, Biofleisch und besondere Milchprodukte, die es in Läden sonst kaum gibt. (Hole dir hier Zutaten für Mahlzeiten, die du zu Hause selbst kochst, allein oder in Gesellschaft.) Beim Herumschlendern auf dem

Markt kannst du dir die Beine vertreten und einen köstlichen Imbiss schnappen. Du bekommst auch Gelegenheit, mit Bäuerinnen, fliegenden Händlern und den Mitgliedern von Familienbetrieben, die das schon seit Generationen machen, zu plaudern. Vielleicht entdeckst du ja ein paar Bauernhöfe der Gegend für dich, bei denen du mal vorbeischauen kannst. Und wenn du schon einmal auf Landpartie bist ...

Neue Ziele, keine Drinks

Flugreisen über die Weihnachtsfeiertage kosten ein Vermögen, auf den Flughäfen drängen sich genervte Reisende, die über ausgefallene Anschlussflüge jammern. Im Januar reist es sich normalerweise deutlich entspannter. Zudem gibt es weniger Termine, die einen zeitlich einschränken, als noch im Dezember (Weihnachtsfeiern, gemeinsames Plätzchenbacken, vorfeiertägliche Drinks). Man kommt also leichter weg, ohne Angst, etwas zu verpassen.

Eine Reise (in die Ferne, ein anderes Land, ein anderes Bundesland oder eine andere Stadt) eröffnet neue Horizonte; du probierst örtliche Köstlichkeiten, bestaunst die Kultur und unternimmst spannende Dinge ganz ohne Alkohol. Beratschlage dich rechtzeitig mit Familienmitgliedern, Freundinnen und Freunden, wo es hingehen soll (oder fahre einfach allein). Recherchiere, was man dort unternehmen kann, wo man gut isst und wie man hinkommt. Sobald der Reiseplan steht, buchst du Tickets und Unterkünfte.

PROFI-TIPP: WENN DU SCHON WEISST, DASS ES DICH IM URLAUB WAHRSCHEINLICH NACH EINEM LÄSSIGEN COCKTAIL GELÜSTET, DANN SUCHE BEWUSST NACH ZIELEN, AN DENEN DER KONSUM VON ALKOHOL VERBOTEN ODER KULTURELL GEÄCHTET IST.

Klar, ein Flug in die Ferne klingt verlockend, aber eine Spritztour mit dem Auto kann genauso belebend wirken (besonders, wenn sie spontan ist). Erstelle eine Playlist mit Liedern zum Mitsingen und packe leckere Imbisse für Zwischenmahlzeiten ein. Wenn du magst, suche dir eine Begleitung für dein Abenteuer. Tolle Sache: Ihr müsst nie streiten, wer zum Fahren nüchtern bleibt. Denn du rührst auf diesem, Trip natürlich keinen Alkohol an!

Neue Ziele zu erkunden, macht Spaß, egal, ob sie vor deiner Haustür liegen oder in weiter Ferne. Hast du leider keine Zeit zum Verreisen, weil Termine oder Verpflichtungen dich festhalten? Wie wäre es dann damit, ein paar Stunden oder einen ganzen Tag lang ein unbekanntes Viertel deiner Stadt zu erkunden?

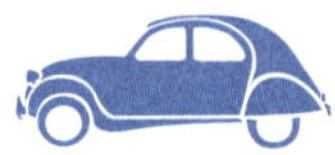

Einmalige Ereignisse

Alte Bands wieder einmal zu sehen oder neue Musiktalente (an dir unbekannten Veranstaltungsorten) zu entdecken, gehört ebenfalls zu den tollen Möglichkeiten, einen Abend zu verbringen, statt von einer Bar zur nächsten zu ziehen. Im Januar treten (wie in allen anderen Monaten) jede Menge tourende Bands und Talente auf. Meist werden sie lange im Voraus angekündigt, was dir die Planung erleichtert. Du lebst fernab von Städten mit ihren großen Stadien und Arenen? Kein Problem, irgendein Städtchen mit kleineren Bühnen gibt es doch sicher in der Nähe, und seien es nur Cafés, in denen Auftritte mit Akustikgitarren stattfinden, Jazzbands oder Comedians auftreten. Oder wie wäre es mal mit einer Lesung? Selbst ohne Bier in der Hand kannst du dich entspannen – oder abrocken, ganz nach Geschmack.

NEBENBEMERKUNG:
Daybreaker – Pop-up-Veranstaltungen, bei denen von sechs bis neun Uhr morgens ohne einen Tropfen Alkohol weit und breit getanzt wird, gibt es in den USA seit 2013. Inzwischen sind sie auch in Deutschland (genauer gesagt Berlin) angekommen. Ausgedacht haben sich das Ganze zwei Kumpel aus Williamsburg, Brooklyn, bei mitternächtlichen Falafeln.

Pop- und Rockstars touren ebenso durchs Land wie Theaterkompanien (mit ihren Dramen, Komödien, Musicals). Du brauchst nicht nach New York jetten, um die angesagtesten Stars live zu erleben. (Aber wenn du schon mal in der Gegend bist, nutze die Gelegenheit, diese Acts im Theater District anzusehen und die gleißenden Lichter des Times Square zu bewundern. Verschönere deinen Monat mit ein wenig Kultur – aber ohne Pausenbier, versteht sich.

Vernissagen, Galerien und Museen bieten sich ebenfalls zum gediegenen Zeitvertreib an. In den meisten Veranstaltungsräumen ist Essen und Trinken ohnehin verboten, um Flecken und Missgeschicke zu vermeiden; ein Grund mehr, seinen Bierdurst oder Flachmann zu Hause zu lassen.

Mittelalter- und andere Thementage laufen oft nur ein Wochenende oder eine Woche lang. Bei manchen dieser -Veranstaltungen, die oft um die Themen Essen, Kunst, Geschichte oder Lokales kreisen, ist aktives Mitmachen gern gesehen, mitunter braucht man sogar ein Kostüm. (Zu kulinarischen Events unbedingt eine Hose mit elastischem Bund anziehen!) Warum zögerst du noch? Auf diesen Veranstaltungen kannst du fotografieren wie verrückt, dir den Magen vollschlagen, etwas dazulernen oder etwas Interessantes kaufen. (Aber keinen Met! Whisky-Festivals solltest du auch meiden.)

Wenn dich Körbe und Tore interessieren, kannst du dir in deinem trockenen Monat ein Spiel ansehen. Es müssen ja nicht unbedingt Profi-Begegnungen sein; auch im Amateursport geht die Post ab. Statt Whisky auf Eis gibt es dann halt bärtige Riesenkerle auf Eis oder – falls dir Zusehen zu passiv ist – gehst du Eisstock schießen. So verschaffst du dir Bewegung an der (sehr) frischen Luft; nur den traditionellen Glühwein dazu musst du natürlich weglassen. Also, Winterstiefel an und hinaus mit dir!

Abhängen zu Hause

Winter ist die perfekte Jahreszeit zum Lümmeln auf der Couch und Komaglotzen. Während es draußen friert, kuschelst du dich in deine Decke und tauchst stundenlang in deine Lieblingsserien, Arthouse-Filme, romantische Komödien oder Gruselfilme ab. (Taschentücher bereithalten, während du Schnulzen guckst, aber keinen Prosecco!)

Oder wolltest du schon lange ein Buch zu Ende lesen, das du vor Ewigkeiten angefangen hast? Dann schlage es wieder auf! Brauchst du neuen Lesestoff? Dann gehe in eine Buchhandlung, Bibliothek oder bestelle dir online ein Buch. Du kannst Lesen sogar zu einer geselligen Unternehmung machen, indem du einem Buchclub beitrittst (online oder IRL) oder selbst einen gründest. So besteht immer ein Anreiz, dabeizubleiben und Kapitel fertig zu lesen.

Manchmal sind Trinkspiele genau das Richtige, im trockenen Januar aber nicht. Dann sind eher Brett- und Kartenspiele angesagt. Lasse dabei deinem Ehrgeiz freien Lauf – aber den Wein in der Flasche! Staube das Monopoly- oder Scrabblebrett ab, lade Freunde und Freundinnen ein und freue dich auf eine lange, gesellige Nacht. Für Menschen mit kürzerer Aufmerksamkeitsspanne tut es Vier gewinnt oder Dame natürlich ebenso. Allein spielen geht auch: Für Patiencen brauchst du nur einen Satz Karten. Selbst kalte, dunkle Winternächte können behaglich sein, wenn du dein Elektronikspielzeug weglegst und dich mit Spielen vergnügst, die nicht auf Handy, Tablet oder Computer laufen.

Für viele Menschen gehört Trinken zur Entspannungsroutine, viele brauchen Alkohol, um nach den Aufregungen des Tages runterzukommen. Und ratzfatz hat man sich angewöhnt, sich jeden Abend einen Cocktail zu machen und vor dem Zubettgehen einen Schlummertrunk zu nehmen. Doch wie wäre es zur Abwechslung mit Meditation? Manch einer tut sich anfangs schwer damit, sobald du aber den Bogen raushast, hilft Meditation dir, einen klaren Kopf zu bekommen und dich zu entspannen. Nie ausprobiert? Dann fahre den Computer hoch oder nimm dein Handy und suche im Internet (oder App Store) nach Anleitungen für meditative Atemübungen. Am besten meditierst du zu Hause, so schaffst du eine Insel des Friedens in deinem Wohn- oder Schlafzimmer.

Apropos Räume des Hauses: Deinen Lebensstil stellst du sowieso gerade auf den Kopf (indem du Kneipentouren durch Museumsbesuche ersetzt), da kannst du auch gleich dein Zuhause umdekorieren. Der Januar bietet sich geradezu an, um alten Krempel auszumisten (schließlich brauchen all die neuen, schicken Weihnachtsgeschenke Platz). Der Barwagen, um den früher so mancher Abend gekreist ist, benötigt diesen Monat eine andere Verwendung. Im Februar (und danach) leistet er vielleicht wieder gute Dienste, aber jetzt kann er erst mal weg. Vielleicht findest du einen Abstellplatz für ihn, wo er weniger im Weg herumsteht? Oder du verschenkst beziehungsweise verleihst ihn. Vielleicht darf er ja auch ganz weg? Ein trockener Monat bietet die perfekte Gelegenheit, deine Einrichtung einer kritischen Prüfung zu unterziehen und rauszuwerfen, was nur Platz wegnimmt.

PROFI-TIPP: BONUSPUNKTE GIBT ES, WENN DU KAUM GEBRAUCHTE DINGE VERKAUFST UND DIE EINNAHMEN EINER WOHLTÄTIGKEITSORGANISATION SPENDEST.

KEEP
CALM
UND
DEKORIERE
UM.

Wine-and-Paint-Abende gibt es als kommerzielle Veranstaltungen in geeigneten Räumen oder als private Partys. Teilnehmende malen dort Meisterwerke nach, Pinsel in der einen Hand, ein Glas Wein in der anderen. Dabei gehören Genie und Exzess nicht unbedingt zusammen, zum Malen braucht es nicht einmal ein professionelles Atelier. Widme dich einfach deinem Kunstprojekt, lass deine Kreativität fließen (aber nicht den Wein) und male - mit Ölfarben, Buntstiften oder Wachsmalkreiden, zeichne, töpfere, fotografiere, bildhauere oder nähe meinetwegen einen Quilt - zu Hause. In Läden für Künstlerbedarf findest du alles Nötige (inklusive Mittel zum Saubermachen hinterher, damit du deinen Lieblingsteppich nicht ruinierst). Wenn du im Januar sowieso umdekorierst, dann verewige deinen trockenen Monat doch in einem Kunstwerk!

Der Gemeinschaft zurückgeben und den Alkohol aufgeben

Sobald du Wein, Bier und Spirituosen aus deinem Leben gestrichen hast, wirst du feststellen, wie anders sich Körper und Geist fühlen. Vielleicht drängt es dich ja sogar, andere an diesen positiven Schwingungen teilhaben zu lassen. Wie wäre es dann mit ehrenamtlicher Arbeit? Du könntest in der örtlichen Suppenküche mithelfen, im Obdachlosenheim, im Tierheim oder anderswo. Wohltätige Organisationen suchen häufig Freiwillige, die beim Kochen oder Servieren helfen, Papierkram erledigen, Dinge reparieren oder allgemein die Betreuenden unterstützen. Alkohol ist dort fast überall tabu. Du musst also nicht fürchten, dass dir jemand ein Bier anbietet (nicht einmal als Dankeschön für stundenlange Arbeit).

Ein unvernebelter Blick auf den Glauben

Falls du das Gefühl hast, ein wenig vom Glauben abgefallen zu sein, bietet ein alkoholfreier Monat eine gute Gelegenheit, wieder zu deiner Religion zurückzufinden (oder sich interessiert in andere Richtungen umzusehen). Vorteil: Wer im Gottesdienst sitzt, trinkt keinen Alkohol (außer er ist katholischer Pfarrer). Die Vielfalt ist gewaltig, suche dir frei aus, welcher Ort, welche Zeit, welche Richtung dir am ehesten zusagt. Erkunde deine Gedanken und Gefühle zu einer Vielzahl von Themen - und öffne dich sozialen Kreisen, mit denen du sonst kaum in Kontakt kommst.

Schon praktizierende Gläubige können sich während des trockenen Monats stärker in ihre Gemeinde einbringen, an Studien- oder Diskussionsgruppen teilnehmen, beim Spendensammeln helfen (indem sie zum Beispiel Kuchen backen) oder Bürokram erledigen (wie Newsletter schreiben oder Anrufe beantworten).

Familien, die gemeinsam auf Alkohol verzichten ...

Bars besucht man meist nicht mit Familienmitgliedern. Mit Freundinnen und Freunden geht man spontan einen trinken, komasaufen und feiern, man begeht Geburtstage und Wiedersehensfeiern. Alkohol ist dabei immer mit im Spiel. Mit Kollegen und Kolleginnen gibt es Teambuilding-Unternehmungen, man tauscht sich nach langen Meetings oder einem normalen Arbeitstag noch ein wenig aus, trifft sich zur Happy Hour. Was gehört immer dazu? Genau. All diese Anlässe werfen mitunter einen langen Schatten auf deinen Kalender, unter der Woche und sogar am Wochenende.

Im Kreis unserer Familie aber bleiben wir doch meist nüchtern, oder? Na ja, nicht unbedingt. Mache dir klar, dass du durchaus deine Familie besuchen kannst, ohne Alkohol zu trinken. (Zugegeben, manchmal erträgt man Mamas peinliche Verhöre mit einem Glas Wein in der Hand besser.) Wie wäre es, wenn du selbst einmal die Initiative ergreifst und euren Treffen einen neuen Rahmen gibst? Lade deine Eltern, Geschwister, Cousins und Cousinen, Nichten, Neffen, Großeltern oder Schwippschwager (Unerwünschtes bitte streichen) zu dir zum Essen ein (wo ihr mangels Alkohol alle trocken bleibt). Oder organisiere eine gemeinsame Unternehmung - Anregungen hast du in diesem Kapitel ja genug bekommen.

Bier, Wein und Spirituosen sind keine Voraussetzung für einen gelungenen Abend, egal, ob du ausgehst oder zu Hause bleibst, ob du allein etwas machst oder mit Freunden. Dank den Anregungen aus diesem Kapitel wirst du trocken bleiben und dich prächtig amüsieren, mit den üblichen Verdächtigen, mit neuen Freundinnen und Freunden oder welchen von früher, nur ohne Alkohol.

Ein Monat voller Unternehmungen ohne Alkohol

Natürlich musst du nicht allen folgenden Anregungen nachkommen (außer du bist auch beim Alkoholverzicht ein unerträglicher Streber). Betrachte sie als Anleitung zum Nüchternbleiben. Ergänze eigene Vorschläge oder suche dir ein paar Dinge aus der Liste aus.

1 Verstecke deine Alkoholika und gehe eine Wette ein.

2 Gehe ins Kino.

3 Gehe bowlen.

8 Rufe einen Verwandten an.

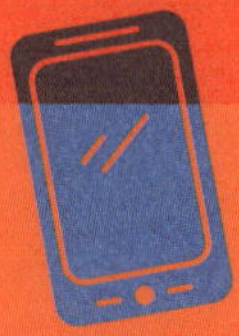

9 Male ein Bild.

10 Besuche ein Restaurant.

11 Fange eine neue Fernsehserie an zu sehen.

15 Vergiss deinen Tagebucheintrag zum trockenen Januar nicht – du hast schon die Hälfte geschafft!

16 Finde eine Comedyshow oder ein Konzert in deiner Nähe.

17 Backe Kekse.

22 Versuche es einmal mit Meditation!

23 Nimm ein altes Hobby wieder auf, zum Beispiel Gitarrespielen.

24 Besuche ein Stadion und sieh dir Livesport an.

25 Plane, wie du deinen Erfolg in einer Woche feiern willst.

29 Gehe wandern oder spazieren. Wenn es zu kalt ist, schlendere in der nächstgelegenen Mall herum.

30 Spiele virtuelles Golf oder gehe in eine Spielhalle.

31 Veranstalte einen Kartenspiel-Abend.

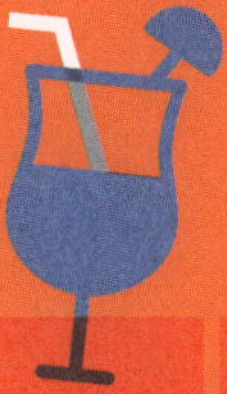

4 Lade zum Mocktail-Abend ein.	**5** Besuche ein Museum.	**6** Lies ein Buch.	**7** Plane eine Reise.
12 Probiere einen neuen Fitness- oder Yogakurs auf YouTube.	**13** Backe einen Kuchen.	**14** Besuche eine Eisdiele (oder lerne, selbst Eis zu machen).	
18 Rufe einen Freund oder eine Freundin an.	**19** Miste deinen Schrank aus.	**20** Koche ein dreigängiges Menü.	**21** Lade zum Spieleabend ein.
26 Schlendere über einen Bauernmarkt oder mache einen Ausflug in die nähere Umgebung.	**27** Probiere ein nahe gelegenes Café aus, in dem du noch nicht warst.	**28** Übernimm einen Freiwilligendienst in deiner Gemeinde.	

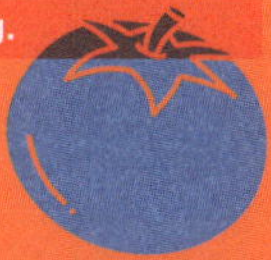

ALTERNATIVE IDEEN:

***Spiel im Schnee**

***Wasseraktivitäten wie Kajak fahren oder Stand-up-Paddling**

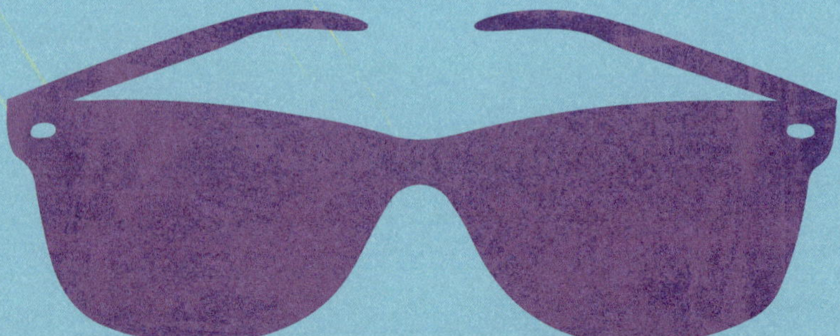

KAPITEL 7

All die coolen Jungs und Mädels tun es (nicht)

Die Entscheidung, auf Alkohol zu verzichten, ist eine ganz persönliche, und, wie du dir vorstellen kannst, unterscheidet sich die Motivation von Mensch zu Mensch. Vielleicht verstehen manche deine persönlichen Ziele nicht – egal, ob du gesünder leben, neue Menschen kennenlernen willst oder einfach neugierig bist, was ein vorübergehender Verzicht auf Alkohol mit dir anstellt. Mitunter wird es dir schwerfallen, dem Druck zu widerstehen und dumme Kommentare zu ignorieren. Bleibe stark, du schaffst das!

Glücklicherweise gibt es mehrere Arten, schrecklich peinliche Situationen abzubiegen und dabei cool, gefasst und, am allerwichtigsten, nüchtern zu bleiben.

Zuerst eine Ansprache an dich selbst:

Muntere dich selbst auf.

PROFI-TIPP: MACHE DAS VOR DEM SPIEGEL – ODER NICHT, GANZ WIE DU MAGST.

1. **Bleibe konzentriert, entspannt und vor allem nüchtern.** Jedes abendliche Ausgehen (und auch das Zuhausebleiben) stellt deine Entschlossenheit auf die Probe. In Gegenwart mancher Menschen (guter Freund, Barfrau oder ein attraktives Wesen am Tresen) scheint es vielleicht einfacher, einen Drink zu bestellen, als die Wahrheit über deinen alkoholfreien Monat zu erzählen. Aber gegen solche Augenblicke kannst du dich wappnen – schließlich weißt du ja vorher, dass eine solche Situation kommen wird. Hirnlose Kommentare, gerollte Augen und abschätzige Blicke können dich nicht von deinem Entschluss abbringen. Tue sie freundlich und mit einem Lächeln ab. Gib nicht nach, gib nicht auf und nimm den Wodka Soda nicht an.
2. **Gestatte deiner mächtigen inneren Stimme,** dich positiv zu stärken und dir den Weg zu weisen. Zuerst werden die Menschen fragen,

warum du die Challenge angenommen hast (die Antwort kennst du, siehe ab Seite 22 zur Erinnerung). Dann werden sie dich fragen, wie du es schaffst, nüchtern zu bleiben (um das zu beantworten, brauchst du keinen Spickzettel). Nachdem ein paar Wochen verflogen sind, wirst du ihre Neugierde (die dir anfangs sehr skeptisch schien) als geradezu aufmunternd empfinden. Nachfragen wie »Und, wie läuft es?« oder »Wie geht es dir?« wirst du als Ermunterung wahrnehmen, nicht als Kritik.

3. **Anfangs wird es dir schwerfallen, im Kreis deiner Kumpels beziehungsweise deiner Mädels auf Alkohol zu verzichten,** aber das bessert sich bald. Du gewöhnst dich daran. Es ist, als würdest du einen Muskel trainieren: Dein Wille wird im Laufe der Zeit immer stärker. So, und jetzt gehe da raus und zeig ihnen, was in dir steckt!

Widerstehe Gin und Gruppendruck

Lehne freundlich ab, falls dir jemand (auf einer Party, beim Essen, in einer Bar) etwas Alkoholisches zu trinken anbietet – mit Erklärung oder ohne, ganz nach Belieben. »Danke, alles gut« reicht als freundliche Antwort in aller Regel, wenn man bei einer Runde Cocktails nicht mitmacht. Du könntest lügen und sagen: »Danke, ich hatte genug für heute Abend.« (Das empfehle ich aber nicht. Bleibe bei der Wahrheit, außer du glaubst wirklich, du kannst die Sprüche nicht ertragen.) Aufrichtigkeit ist eine wunderbare Tugend – und dein Versprechen, für die anderen fahrtüchtig bleiben zu wollen, höchst lobenswert. (Vielleicht rettest du ja Leben!)

Und was tust du, wenn die anderen nicht aufhören, dir immer wieder etwas anzubieten, oder dich aufziehen, weil du nichts trinkst? Gehe nicht darauf ein, so tief musst du nicht sinken. Souveränität zeigst du nicht, indem du eine Szene machst, dich aufregst, wütend wirst und grußlos davonstürmst. Reiche das Bier, den Wein, Shot oder Cocktail demjenigen freundlich zurück, der ihn bestellt hat. Schenke das Getränk jemand anderem oder stelle es auf dem Tresen/Tisch ab, ohne es später anzurühren. (Und lächle. Du machst das prima!) Bonuspunkte gibt es, wenn du jemand Attraktiven in der Nähe erspähst und ihm/ihr das Getränk spendierst. (Siehst du, der trockene Januar bringt Menschen zusammen!)

Danke, alles gut!

Danke, ich hatte genug für den Abend.

ODER

sage die Wahrheit!

Erkläre dein Vorhaben

Anfangs ist es dir vielleicht ein wenig peinlich, dein Vorhaben ständig zu erklären. Schließlich ist die Challenge eine sehr persönliche Sache. Dieses Unbehagen ist ganz normal. Lasse dich von peinlichen Gesprächspausen und Stirnrunzeln nicht aus dem Konzept bringen. Erzähle fröhlich, begeistert und mitreißend von deinen Plänen.

Vermeide aber unbedingt, mit dem Finger auf andere zu zeigen und zu erklären, sie sollten selbst mal auf Alkohol verzichten. (Dir willst du ja auch nicht in dein Vorhaben reinquatschen lassen.) Es verläuft ein schmaler Grat zwischen Stolz und Angeberei. Pass auf, dass du immer auf der richtigen Seite bleibst und nie moralisierst. Aber keine Sorge, du machst das schon, und die peinlichen Momente werden sowieso bald seltener. Je länger du der Versuchung widerstehst, je öfter du dir deine Gründe vorsagst oder sie anderen darlegst, desto mehr wächst dein Selbstbewusstsein.

Du musst ja niemanden davon überzeugen, dass ein alkoholfreier Monat das einzig Wahre ist (und alle anderen auch mitmachen sollten). Beantworte neugierige Fragen, betrachte dich als Vorreiter oder Pionierin, der/die dem (mitunter gewaltigen) Gruppendruck standhaft widersteht.

Vor allem aber nimm negative Reaktionen nicht persönlich. Viele Menschen fühlen sich unbehaglich, wenn ein Freund oder eine Freundin das Trinken aufgibt, denn es konfrontiert sie mit der Frage »Sollte ich das auch tun?«. Doch das weckt Ängste, denn um es dir gleichzutun, müssten sie ihr Leben gewaltig umstellen.

Dein Verzicht auf Alkohol stört vielleicht die Pläne deiner Freundinnen und Freunde, und sei es nur, weil sie schlicht keinen Trinkkumpanen mehr haben. Vielleicht fürchten sie auch, etwas zu verpassen, wenn du neuen Hobbys frönst, während sie weiter ausgehen. Vergiss also nicht, deine Kumpel auf deine trockenen Abenteuer mitzunehmen (auch wenn sie selbst diesen Monat nicht dem Alkohol abgeschworen haben). Dann verpassen sie nichts. Mache ihnen auch regelmäßig klar, dass du nicht schlecht über sie denkst, weil sie weiterhin trinken – dann werden auch sie deine Entscheidung respektieren. Falls die Menschen in deinem Umfeld wirklich gar kein Verständnis für dein Vorhaben aufbringen, bedeutet dies nicht, dass sie dich nicht mögen. Vermutlich fürchten sie sich nur einfach vor Veränderungen. Sie möchten doch, dass du dich amüsierst!

Sobald du aber das Gefühl bekommst, du müsstest dich für dein Vorhaben rechtfertigen oder jemand will es dir gar ausreden, wechselst du am besten das Thema (Arbeit, Familie, Hobbys, Wetter, Reisepläne und Feiertage ... die Möglichkeiten sind endlos). Falls du nicht zufällig Sommelier, Bartenderin, Spirituosengroßhändlerin, Biervertreter oder Markenbotschafterin für Whisky bist, redest du wahrscheinlich nicht ständig über Rebsorten, Cocktailrezepte und Biertrends. Und selbst wenn dem so wäre, bestimmen solche Gespräche doch nicht, wie viel oder wenig du diesen Monat trinkst. (Hinweis: Die Menge beträgt null. Du trinkst gar nichts.) Wie auch immer: Du definierst dich nicht über dein Nüchternbleiben. Du bist und bleibst du! Du kannst weiterhin über alkoholnahe Themen plaudern, diskutieren und Witze reißen wie über Millionen andere Themen (genau wie im Februar oder Dezember ja auch).

Du bist und bleibst du!

Oder halte dich bedeckt, ganz wie du magst

Du gehst nicht mehr zur Grundschule und spielst (hoffentlich) auch keine passiv-aggressiven Spielchen mehr. Vergiss bitte nie: Du musst nicht rechtfertigen, warum du im Januar nüchtern bleibst. Wenn du ein Mensch bist, der kein Feedback braucht oder wünscht, dann spare dir das Ganze von vornherein. Erzähle niemandem von deinem Vorhaben, bis du dich wohl damit fühlst – oder du es zur Ziellinie geschafft hast!

Denn so ist es nun mal: Sobald du Menschen über deinen trockenen Monat erzählst, stellen sie dir höchstwahrscheinlich Fragen dazu, vielleicht kritisieren sie dein Vorhaben auch. Falls du also dazu neigst, unter Gruppendruck einzuknicken, halt einfach die Klappe. Und bleibe standhaft, wenn du schließlich bereit bist, darüber zu reden.

PROFI-TIPP: WENN DU MIT DEINEN TRINKKUMPANEN AUSGEHST UND ETWAS ALKOHOLFREIES BESTELLST, MUSST DU MIT NACHFRAGEN RECHNEN. MENSCHEN SIND NUN EINMAL NEUGIERIG; NIMM IHR ERSTAUNEN NICHT PERSÖNLICH! ERZÄHLE IHNEN, DASS DU MAL EINEN ABEND OHNE ALKOHOL BRAUCHST (OBWOHL DU IN WIRKLICHKEIT NATÜRLICH 31 ABENDE DURCHHÄLTST).

Bleibe standhaft

Gib den Kampf nie auf – und streite nie mit anderen über dein Vorhaben. Anstatt dich zu rechtfertigen oder den Streit eskalieren zu lassen, versuchst du ruhig herauszufinden, was hinter den scheinbar bissigen Reaktionen steckt. Einmal regte sich eine Freundin fürchterlich auf, weil ich während meines trockenen Januars auf ihrer Geburtstagsfeier nicht mit ihr trinken wollte. Pausenlos bedrängte sie mich, was ich zunehmend schräg fand. Aber ich dachte mir: »Ich kann jetzt abhauen und riskieren, eine Freundin zu verlieren, oder ich benehme mich wie eine Erwachsene und finde einen Weg, mich nicht nur nicht zu streiten, sondern zu amüsieren.« Ich nahm sie zur Seite und redete fünf Minuten lang mit ihr. Wie sich herausstellte, hatte sie meine Ankündigung, nichts zu trinken, so aufgefasst, als hätte ich eigentlich gar nicht kommen wollen. (Na ja, sie war schon ein wenig angeheitert und hatte meine Weigerung, einen Cocktail zu trinken, in den falschen Hals bekommen.) Ihr war völlig egal, ob ich nun etwas trank oder nicht – sie wollte nur, dass ich mitmischte, mich amüsierte und mit meiner Nüchternheit nicht allen den Spaß verdarb. Ich bestellte ein Glas Sprudel und versicherte meiner Freundin, niemand würde überhaupt nur bemerken, dass ich nüchtern blieb. Sprung zum Ende des Abends: Wir alle hatten uns prächtig amüsiert. Niemanden scherte es, wie viel ich (nicht) getrunken hatte. Meine Freundin war ziemlich angeschickert, alle anderen regelrecht besoffen und ich war stocknüchtern (und am nächsten Morgen nicht verkatert). Ein voller Erfolg!

Selbstbewusstsein ohne Sekt

Das Fazit: Gehe deinen trockenen Januar selbstbewusst und optimistisch an. Die Menschen, mit denen du normalerweise trinkst, sind nicht deine Feinde, sondern neugierige Individuen, die sich für dein Vorhaben interessieren. Die Idee ist ihnen einfach nicht vertraut, das gruselt sie ein wenig. Aber du kannst ihnen ihre Ängste ja schnell nehmen (du verdirbst niemandem den Spaß). Argumente für deinen Standpunkt findest du ab Seite 34. (Vorteile des Nüchternbleibens), Anregungen für spaßige und nüchterne Unternehmungen auf den Seiten 106 und 107. Vergiss nie: Egal, wie schwierige, bohrende und hinterhältige Fragen Menschen dir stellen, wenn du deinen Standpunkt selbstbewusst vertrittst, werden sie dir zuhören. Sie werden dein Selbstbewusstsein registrieren und dich dafür respektieren.

Und nach dem ersten Verhör fragt dich wahrscheinlich sogar jemand um Rat, weil er oder sie selbst einmal eine Nüchtern-Challenge ausprobieren möchte. Und selbst wenn all deine Freundinnen und Freunde keinerlei Verständnis zeigen, triffst du sie halt im Februar wieder, wenn du die Herausforderung gemeistert hast.

Spickzettel für Unterhaltungen zur Challenge

Bereite dich auf Gespräche mit Freundinnen und Freunden, Familienmitgliedern, Fremden und einfach jedem vor, der dir in deinem trockenen Monat begegnet und bemerkt, dass du nichts trinkst (oder in der Bar fehlst). Du musst mit erheblicher Neugier rechnen. Hier ist ein Spickzettel, wie du nervige »Warum«- und »Wie«-Fragen höflich, kreativ und selbstbewusst beantwortest.

F: WARUM TRINKST DU NICHTS?

A: Ich bleibe diesen Monat nüchtern und habe mir vorgenommen, _________ Tage nichts zu trinken. Yeah!

A: Ich trinke heute nichts. Ich muss morgen früh raus.

F: VERMISST DU DEN ALKOHOL NICHT? FÄLLT DIR DER VERZICHT SCHWER?

A: Ja, aber ein Monat ist ja nicht so lang, wenn man darüber nachdenkt. Ich ziehe das jetzt durch. Ich gehe weiter aus und treffe Freunde, ich trinke bloß nichts.

A: Eigentlich nicht. Ich unternehme viele neue Sachen. Ich gehe ins Fitnessstudio, schaue mir Filme an, die ich verpasst habe, und gehe öfter mit Freundinnen essen.

F: EIN DRINK KANN DOCH NICHT SCHADEN. ICH LADE DICH EIN.

A: Gern, in ___ Tagen. [Zwinkern.] Ich freue mich schon auf die Feier, wenn das hier vorbei ist.

A: Nö, bin nicht in Stimmung. Außerdem verzichte ich schon seit _________.

F: FÜHLST DU DICH OHNE ALKOHOL ANDERS?

A: Ich gehe weiter aus und amüsiere mich, aber ich muss sagen, es fühlt sich toll an, am nächsten Morgen ohne Kater aufzuwachen.

A: Ja, ich schlafe nachts besser. Ich habe mehr Energie und gebe keinen Haufen Geld für Getränke aus.

F: SIND DATES OHNE ALKOHOL NICHT SCHWIERIG?

A: Sind Dates nicht immer schwierig? [Lachen.]

A: Ich finde es sogar befreiend, weil man sich mal was anderes ausdenken muss, als einfach immer nur in eine Bar zu gehen. Und weißt du was? Ohne Drinks weiß man sofort, ob man sein Gegenüber wirklich mag oder es sich erst schöntrinken müsste.

F: MAGST DU EIN BIER?

A: 'Ne Cola wär' prima!

A: Nein, danke!

KAPITEL 8

Wenn Gleichgesinnte (nicht) zusammen in die Kneipe ziehen

Erinnerst du dich noch, wie du deiner besten Schulfreundin (Freundschaftsarmbänder, Kosenamen, Insiderwitze ...) geschworen hast, ihr würdet euch nie aus den Augen verlieren? Und dann fing die Oberstufe an und ihr seid verschiedene Wege gegangen?

Das mag jetzt hart klingen, aber in diesem Kapitel geht es um etwas Ähnliches. Nur verliert ihr eure Freundinnen oder Freunde nicht aus den Augen, weil ihr andere Kurse belegt und euer Musik- oder Modegeschmack sich auseinanderentwickelt, sondern weil ein Katalysator wegfällt: Alkohol. Plötzlich gibt es zwei Teams, Trinkende und Abstinenz-Haltende. Auf den nächsten Seiten beschreibe ich, was das für deinen Umgang, besonders für deinen Freundeskreis, bedeutet, wenn du einen Monat lang keinen Alkohol trinkst.

In der Liebe und beim Trinken ist alles erlaubt

Ich sage es rundheraus: Verzicht fällt allen schwer – dir selbst natürlich, aber auch deinen Freundinnen und Freunden. Wahrscheinlich trifft es sie, wenn ein Star ihres Trink-Teams plötzlich pausiert. Oder wie fühlst du dich, wenn ein Mitglied deiner Projektgruppe sich plötzlich 31 Tage lang verzwitschert? Du fürchtest um die Produktivität des Teams, zumindest aber um die Gruppendynamik. Kurz, dein Trink-Team hat Angst, es könnte sich ohne dich nicht amüsieren.

Wenn ihr gemeinsam ausgeht, um Seelenverwandte (oder Bettgenossen) zu finden, muss Amor vielleicht mal Pfeil und Bogen entstauben und selbst ran, weil du als Wingman oder Wingwoman deiner Kumpel vorübergehend ausfällst. Da ändert sich plötzlich ganz schön was in ihrem (und deinem) Leben. Vielleicht könnt ihr nicht mehr auf die gewohnte Weise potenzielle Partner oder Partnerinnen ansprechen. Was jetzt nicht heißen soll, die anderen könnten das nicht allein. Aber die normale Routine wurde gestört, was sich unweigerlich auf die Stimmung auswirkt.

PROFI-TIPP: ÄNDERT DOCH MAL EUER JAGDGEBIET! BIETE DEINEN FREUNDINNEN ODER FREUNDEN AN, DASS DU NICHT AN DER BAR WING(WO)MAN SPIELST, SONDERN BEI ANDEREN GELEGENHEITEN OHNE ALKOHOL. KONZERTE, SPORTEREIGNISSE UND ANDERE VERANSTALTUNGEN ZUM MITMACHEN BIETEN JEDE MENGE GELEGENHEIT, NEUE MENSCHEN ANZUSPRECHEN. VIELLEICHT IST MR(S) RIGHT JA DABEI?

Möglicherweise nehmen manche Freundinnen und Freunde es auch persönlich, wenn du Einladungen zu Treffen ablehnst, bei denen Alkohol und emotionale Geständnisse nur so fließen, und du genau deswegen die Versuchung fürchtest. Dramen der Partnersuche, Familienkrach und Krisen am Arbeitsplatz müssten dann woanders und ohne alkoholische Getränke ausgebreitet werden. Euer Ritual, sich allwöchentlich bei Bier oder Wein über euer Leben auszutauschen, verträgt sich nicht mit einem nüchternen Monat. Wahrscheinlich geht ihr früher nach Hause, anstatt bis in die Puppen zu picheln.

Aber Schluss jetzt mit dem Trübsalblasen! Niemand wird dir wegen dieses einen Monats die Freundschaft aufkündigen. (Und ihr werdet im Suff keine Schlägereien in Bars anzetteln, so viel steht fest). Schließlich seid ihr erwachsen, ihr findet schon eine Lösung.

Schließe neue Freundschaften …

Natürlich darf deine Clique beschließen, ohne dich um die Blocks zu ziehen. Ihr seid alle erwachsene (und mehr oder weniger selbstständige) Menschen. Statt den anderen beim Trinken zuzusehen, während du an einer Cola nippst, kannst du in der gewonnenen Zeit neue Dinge unternehmen. Überlege, wen du gern dabeihättest, und lade ihn oder sie ein.

Indem du neuen Hobbys nachgehst, neue Orte besuchst und dich neuen sozialen Situationen aussetzt, in denen Alkohol keine Rolle spielt, eröffnen sich dir Gelegenheiten, Menschen zu begegnen, von deren Existenz du nicht einmal wusstest. Stell dir die Sache so vor: Plötzlich hast du Zeit, um 19 Uhr ins Fitnessstudio zu gehen und, wer hätte das gedacht, um diese Zeit trainieren auch schon andere. Diese Menschen hättest du nie getroffen, weil ja der 19-Uhr-Slot bisher für Daiquiris reserviert war. Das Gleiche gilt für andere Unternehmungen von Tischtennis bis Poolbillard.

Natürlich dürfen deine Freundinnen und Freunde beschließen, ohne dich um

die Blocks

zu ziehen.

Auch wenn du neue Menschen sonst nur ansprichst, nachdem du dir Mut angetrunken hast, wird es dir erstaunlich leichtfallen, nüchtern neue Bekanntschaften zu machen.

1. **Du und deine potenziellen neuen Freunde oder Freundinnen** befindet euch zur gleichen Zeit am gleichen Ort, ihr habt also zumindest eines gemeinsam. (Ihr geht beide im Hundepark spazieren, entweder habt ihr also Hunde oder mögt sie.)
2. **Ein Gespräch knüpfst du ganz einfach an,** indem du um Hilfe oder einen Rat bittest (»Die Leine Ihres Welpen ist ja toll, so stylish und praktisch! Die Leine meines Hundes wird allmählich alt und ich möchte eine neue kaufen. Wo haben Sie die her?«)

Womit bewiesen wäre: Du musst keinen Whisky intus haben, um Menschen für dich zu gewinnen und neue Beziehungen zu knüpfen. Dieses Neue-Freundschaften-Schließen ist total einfach.

… aber vergiss die alten nicht

Nun, da du aus deiner alten Trinkroutine ausgebrochen bist, eröffnet sich dir eine ideale Gelegenheit, alte Freundschaften wieder aufleben zu lassen. Sprich auch mal wieder mit Ex-Kolleginnen und -Kollegen; um ein wenig Networking zu betreiben, oder einfach, um ganz privat mal wieder zu plaudern. Vielleicht ist es auch Zeit, ein Kriegsbeil mit einem/r Ex zu begraben oder die Beziehung gar wieder aufzunehmen (aber geh behutsam vor, schließlich hast du dich aus dem Blauen heraus plötzlich wieder gemeldet). Hat vielleicht jemand schon einmal mit dir Schluss gemacht, weil du in ihren/seinen Augen zu viel getrunken hast? Dann ist dein trockener Monat ja möglicherweise genau der richtige Zeitpunkt, diese wichtige Person wieder zu treffen und sich auf Augenhöhe neu zu begegnen. Vielleicht beeindruckt dein Vorhaben sie, vielleicht nicht. Aber es lohnt sich, das herauszufinden. Was Freundschaften betrifft: Wenn du dich mit Menschen schon in der Vergangenheit auch ohne Alkohol gut verstanden hast, kannst du ja schauen, ob du den Faden wieder aufnehmen kannst. Selbst wenn du nur früher mit jemandem im Hinterhof gekickt hast, kannst du ihn fragen, ob er mit dir ins Stadion gehen oder zum Fußballgucken kommen mag. Oder hol deinen alten Ball wieder raus und frag ihn, ob er Lust hat, ein bisschen in der Gegend rumzubolzen.

Das eine ist Silber, das andere Gold (und keines von beiden ist Tequila)

Möglicherweise ist gemeinsames Trinken das Band, das einige deiner Freundschaften zusammenhält – was nicht unbedingt etwas Schlechtes sein muss. Aber schau doch mal, ob du deine Freundinnen und Freunde nicht zu etwas anderem überreden kannst. Unternehmt etwas miteinander, ganz ohne Alkohol. Deine engsten Freundinnen und Freunde trinken im Januar fröhlich weiter? Kein Problem, dann triff dich einfach mit ihnen, während sie gerade etwas anderes machen. Klar, wahrscheinlich verabredet ihr euch meistens, um gemeinsam etwas zu trinken, aber irgendetwas anderes werdet ihr doch früher auch unternommen haben, oder? Nein??? Na, dann wird es höchste Zeit, damit anzufangen.

Nun, da du deine Freunde und Freundinnen nüchtern triffst, ändert sich vielleicht auch die Beziehung zu einigen von ihnen. Manche sind dir nüchtern vielleicht sympathischer. Statt einander in einer lauten und überfüllten Bar halbtrunkenen Blödsinn ins Ohr zu brüllen, könnt ihr euch jetzt eingehender unterhalten, in einem ruhigen Café, Restaurant oder sogar zu Hause. Vielleicht erwacht nach dem Szenenwechsel ein neuer Respekt füreinander, ihr findet neue Gesprächsthemen und Gemeinsamkeiten. Denn ohne Alkohol herrscht einfach eine andere Atmosphäre. Klar, es macht Spaß, sich Shots hinter die Binde zu kippen und in Absturzkneipen alte Popsongs mitzugrölen, aber Whiskydunst fördert nicht gerade tiefsinnige Gespräche über Familie oder Ähnliches. Mit Alkohol endet der Abend gern mal in trunkenem Schluchzen und hässlichem Geheule (unabhängig von Popballaden oder nicht).

PROFI-TIPP: WENN DU WIRKLICH IN DER ÖFFENTLICHKEIT SINGEN WILLST, DANN BESUCHE EINE KARAOKEBAR, LASS ABER DIE FINGER VOM ALKOHOL. ODER FINDEST DU ES ZU GRUSELIG, VOR PUBLIKUM ZU SINGEN, OHNE DASS ALKOHOL DIR DIE ZUNGE GELÖST HÄTTE? DANN BEWEISE DEINE MITSING-QUALITÄTEN ZU HAUSE, MIT EINER HAARBÜRSTE ALS MIKRO UND YOUTUBE ALS GEDÄCHTNISSTÜTZE FÜR DEN TEXT.

Obwohl Menschen sich oft beim Trinken näherkommen, vertiefst du Freundschaften, indem du deinem Gegenüber ganz nüchtern und aufmerksam zuhörst, während er oder sie persönliche Geheimnisse vor dir ausbreitet. Mit klarem Kopf kannst du dich schlicht länger konzentrieren, du passt besser auf und merkst dir das Gesagte auch besser.

Wenn kein Wodka im Spiel war, wirst du dich am nächsten Tag viel detaillierter an die Geständnisse erinnern.

Wenn du wieder zurückkommst

Zugegeben, die Challenge führt wahrscheinlich dazu, dass du weniger Zeit in deiner liebsten Absturzkneipe verbringst. Wahrscheinlich bedeutet sie auch eine gewisse Atempause in deinem alkoholbefeuerten Sozialleben. Es besteht also eine gewisse Wahrscheinlichkeit, dass du nach dem Ende deines trockenen Monats (vielleicht sofort am Ersten, vielleicht ein paar Tage später, vielleicht aber gar nicht mehr – hey, mach einfach weiter, solange du willst!) in deine alten Jagdgründe zurückkehrst und deine (gar nicht so) lang vermissten Freundinnen und Freunde wiedersiehst. Bedenke aber, dass ihr vielleicht nicht sofort wieder einen Draht zueinander findet. Schließlich hast du im vergangenen Monat eine Menge verpasst; es wird ein bisschen dauern, bis du wieder auf dem neuesten Stand bist.

Wahrscheinlich hörst du nach dem erfolgreich absolvierten Monat wieder die gleichen Fragen wie am Anfang: »Warum hast du mitgemacht?«, »Wie geht es dir?« und »Hat dir der Alkohol gefehlt?«. Aber mittlerweile meisterst du solche Verhöre souverän. (Und die erstaunlichen Vorteile kennst du jetzt aus eigener Erfahrung.)

So, jetzt hast du all die bekannten Gesichter wiedergesehen und ihnen erzählt, was du in deinem trockenen Monat getrieben hast. Nun ist der Augenblick gekommen, Bilanz zu ziehen: Wie viel tragen diese Menschen zu deinem Leben bei?

- **Hast du vermisst,** sie an der Bar zu treffen?
- **Ist dir gar nicht weiter aufgefallen,** dass sie nicht da waren? Haben sie dir nicht gefehlt?
- **Fragst du dich erleichtert oder wehmütig,** was du im vergangenen Monat wohl an alkoholbefeuertem Blödsinn verpasst hast?
- **Freust du dich,** sie zu sehen, oder nicht besonders?

Nach deiner einmonatigen Challenge siehst du deine Gang (wie so vieles) möglicherweise in einem anderen Licht.

Aber nicht nur du veränderst dich während deines trockenen Monats. Auch die Menschen, mit denen du dich normalerweise umgibst, müssen sich anpassen und Routinen ändern. Vielleicht schließen sie sich dir ja sogar an und trinken in deiner Gesellschaft nichts ... oder weniger).

Sei nicht verblüfft, wenn sie dir sagen, sie hätten dich vermisst und selbst weniger Cocktails getrunken (weil sie niemanden zum Trinken hatten). Möglicherweise wollten sie ohne deine Gesellschaft überhaupt nicht mehr ausgehen!

Vielleicht ändert sich nach deiner Challenge aber auch gar nichts an deinen Beziehungen. Ernsthaft. Vielleicht läuft schon ab Tag eins nach der Trockenzeit alles wieder nach dem gleichen Schema; du triffst die gleichen Leute an den gleichen Orten und feierst so lange wie früher auch (vielleicht sogar ohne Alkohol). Sollte dem so sein, dann kann ich dir nur von Herzen gratulieren. Das ist toll! Sollte dem nicht so sein, dann lies weiter.

ANPASSEN, ABWANDERN ODER STRICH DRUNTER

Wie man nüchtern neue Freundschaften schließt

In der Grundschule ging das mit dem Anfreunden ganz leicht, man fragte einfach, ob man sich den roten Buntstift ausleihen dürfe. Erwachsene tun sich da oft deutlich schwerer. Ihnen fehlt einfach die Übung. (Und wie oft malt man im Büro oder in der Freizeit schon mit Buntstiften?) Doch keine Angst, um den Kontakt zu alten Freundinnen und Freunden wieder aufzunehmen, neue Menschen zu treffen und Freundschaften zu schließen, brauchst du weder Buntstifte noch Drinks. Hier ein paar Anregungen zur Gesprächseröffnung mit alten, aktuellen und zukünftigen Bekanntschaften.

MIT EINER EX-KOLLEGIN …

»Ich weiß, es ist schon eine Zeit lang her, seit ich das Unternehmen verlassen habe, aber ich würde dich gern was zu einer beruflichen Sache fragen, wenn du diesen Monat mal Zeit hättest.«

MIT EINEM BESTEN FREUND AUS KINDHEITSTAGEN …

»Erinnerst du dich noch, als wir uns mal als 14-Jährige ins Kino geschlichen haben, um einen Film ab 18 zu sehen? Das brauchen wir jetzt wohl nicht mehr, aber nächsten Donnerstag kommt endlich die Fortsetzung ins Kino. Hast du Lust mitzukommen?

MIT EINEM/EINER EX …

»Hallo, ich hoffe, es geht dir gut. Sollen wir uns diese Woche mal auf einen Kaffee treffen? Das fände ich toll.«

MIT EINER NEUEN BEKANNTSCHAFT IM FITNESSSTUDIO …

»Hast du hier schon mal den Kardio-Kurs gemacht? Klingt anstrengend! Den würde ich gern mal ausprobieren. Machst du mit?«

MIT EINEM POTENZIELLEN FREUND IM HUNDEPARK ODER EINER SPAZIERGÄNGERIN MIT HUND …

»Der ist aber süß! Oder ist es eine ›sie‹?«

MIT EINER NACHBARIN, DER DU STÄNDIG ÜBER DEN WEG LÄUFST, BISHER ABER NICHT GESPROCHEN HAST …

»Haben Sie schon das neue Café um die Ecke ausprobiert? Sollen wir mal hingehen und quatschen?«

MIT ALLEN ANDEREN …

»Hallo, wie geht's?«

KAPITEL 9

HILFSTRUPPE FÜR DIE CHALLENGE

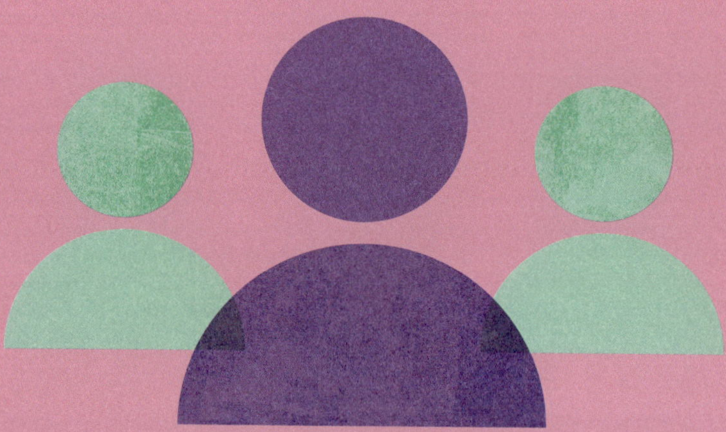

Für moralische Unterstützung bei deinem Vorhaben rekrutierst du wohl besser ein Eltern- oder Geschwisterteil als deine Partykumpels aus Unizeiten. (Aber wer weiß? Vielleicht säuft Oma ja alle unter den Tisch und deine Familie liebt Trinkspiele.) Wahrscheinlich bekommst du von Tag eins deines Vorhabens Kommentare von anderen reingeschraubt – oder sogar schon vorher im Dezember, wenn du es nur erwähnst.

Ärgere dich nicht: Es gibt unzählige Möglichkeiten, liebe Menschen um Beistand zu bitten. Vergiss nie: Im Grunde haben die anderen großen Respekt vor deinem Vorhaben, auch wenn sie dich aufziehen, dich zum Trinken verführen wollen oder dir das Gefühl vermitteln, du würdest etwas verpassen.

Wie du um Unterstützung bittest

Überlege dir, wie du deine Hilfstruppe am besten einsetzt, um dein Ziel zu erreichen. Soll jemand täglich nachfragen, wie es läuft? Wöchentlich? Oder gar nicht? Würdest du deine Mit-Dryathleten und -athletinnen gern in einer Chatgruppe sammeln und gemeinsam mit ihnen etwas unternehmen? Oder triffst du sie lieber einzeln? Solange du mit anderen Abstinenzhaltenden abhängst, droht keine Versuchung. Bei allen anderen überlegst du dir besser schon im Vorfeld, wie du mit bestimmten Situationen umgehen willst. Angenommen, du gehst mit jemandem zum Brunch, und der holt sich gleich mal einen Prosecco. Oder du isst mit deiner Lebensgefährtin daheim zu Abend und sie öffnet eine Flasche Wein. Dann frage sie, ob sie sich dir zuliebe vorstellen könnte, während der Mahlzeit auf Alkohol zu verzichten. Natürlich darf sie ablehnen, aber um solche Dinge darfst du dein Umfeld durchaus bitten, um dir das Leben leichter zu machen. Fragen schadet ja nichts.

Ebenso wichtig ist es, Gleiches mit Gleichem zu vergelten, also andere so zu behandeln, wie du behandelt werden möchtest. Konkret heißt das, ebenfalls Nicht-Trinkende nach Kräften anzufeuern und aufzubauen. Manche tun sich damit leicht, anderen sei versichert, dass es total okay ist, seine Mitstreitenden nonverbal zu unterstützen, indem man etwa alternative Unternehmungen organisiert oder alkoholfreie

Getränke ausgibt. Es verhält sich wie mit den Sprachen der Liebe: Jeder zeigt Empathie und Freundlichkeit auf seine eigene Art (gib es zu, du auch).

Bist du selbst Mitglied einer Dryathlon-Hilfstruppe? Dann frage dein Lieblingsmitglied, wie du ihm helfen kannst. Erkundige dich, welche Dinge (außer Kneipentouren) es gern unternimmt und welche Termine es noch frei hat. Wenn du glaubst, eine andere Person könnte interessiert sein, mit dir zu Abend zu essen, Kaffee zu trinken oder sonst etwas zu unternehmen – dann lade sie doch dazu ein. (Achte aber darauf, ihre Wünsche zu respektieren; du darfst sie keinesfalls nerven, schließlich möchtest du sie ja in ihrem Vorhaben unterstützen.)

Rollenvorbilder: Gehe mit gutem Beispiel voran

Wahrscheinlich bist du nicht die Einzige weit und breit, die einen alkoholfreien Monat einlegt. Setze dich für die anderen ein! In der Gruppe seid ihr stark! Selbst wenn du dieses Mal scheiterst (oder beschließt, die Sache im nächsten Jahr nicht zu wiederholen), kannst du doch deine standhafteren Freundinnen und Freunde anfeuern. Hier ein paar Hinweise, was du tun kannst, damit Nüchternbleibende sich wohlfühlen – dieses Wissen kann niemandem schaden.

1. **Zeige Respekt und Mitgefühl,** indem du niemanden zum Trinken nötigst (etwa indem du ihnen gegen ihren Willen alkoholische Getränke bestellst oder sie zu Gelegenheiten einlädst, bei denen man mehr oder weniger zum Trinken angehalten wird).
2. **Plane gemeinschaftliche Unternehmungen,** die nicht in Bars oder Clubs stattfinden.
3. **Zeige Rücksichtnahme und Einfühlungsvermögen,** indem du nachfragst, ob die Person sich in Situationen wohlfühlt, wo der Alkohol nur so fließt.

Einander in der Spur halten

Mitstreitende sind eine feine Sache, weil sie nachvollziehen können, was du gerade durchmachst. Ihr könnt euch gegenseitig unterstützen und euch regelmäßig erkundigen, wie es den anderen geht. Das hilft auch euch selbst, weil ihr dadurch an euer eigenes Vorhaben erinnert werdet – und auch daran, dass Höhen und Tiefen zu eurer Reise dazugehören. Ihr müsst euch nicht treffen oder feste Termine vereinbaren. Vielleicht reicht es schon, den anderen kurz mal ein »Hallo« und ein paar Emojis hinüberzuschicken. Ihr könnt euch aber auch gründlich austauschen, am Telefon oder per Videochat. Wie oft und wie tiefgehend ihr euch unterhaltet, bestimmt ihr allein (wer sonst?).

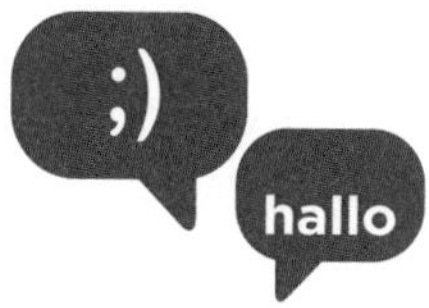

Nutze den Umstand, dass sich während eurer Bar-Absenz der Kontostand erholt (bei dir und allen Mitstreitenden). Das schafft finanzielle Spielräume, um mit deiner Hilfstruppe jede Woche in ein edles Restaurant zu gehen (oder euch Frozen Yogurt zu kaufen). Bei diesen regelmäßigen Treffen könnt ihr euch austauschen, von euren Höhen und Tiefen erzählen, berichten, wie ihr euch fühlt und was sich in eurem sozialen und beruflichen Leben verändert hat. So kommt ihr alle unter Menschen, nicht aber in Versuchung (weil ihr euch ja nicht in einem Club oder einer Absturzkneipe trefft).

Zu den möglichen Gesprächsthemen während dieser Treffen (oder in Gruppenchats) gehören etwa die Schwierigkeiten, einen Drink abzulehnen, peinliche Ausrutscher, wenn man den Verlockungen beinahe erliegt, und die Vorteile des Nüchternbleibens (»Mein Gott, meine Haut ist sooo rein!«) Selbst wenn du sonst mit den Mitgliedern der Hilfstruppe (hinsichtlich des Berufs, Alters, Geschlechts, Hobbys und Finanzen) nicht viel gemeinsam hast, so schweißt euch doch der einmonatige Verzicht auf Alkohol zusammen. Das verbindet euch über alle sozialen, politischen, beruflichen und ökonomischen Unterschiede hinweg.

Ein weiterer Vorteil einer verständnisvollen Hilfstruppe für den nüchternen Monat: Du kannst etwas von ihr lernen. Deine Mit-Dryathleten und -athletinnen werden Tipps haben, Anregungen geben und Vorschläge für alternative Vorhaben machen, die den ersten (oder irgendeinen) Monat des Jahres im Nu verfliegen lassen, ohne dass du nach stressigen (oder höchst erfolgreichen) Tagen bei einem Glas Wein runterkommst (beziehungsweise feierst). Im Gegenzug hilfst du den anderen, ihren Weg zu finden. Du unterstützt sie ebenfalls und leihst ihnen in schwierigen Zeiten dein Ohr.

PROFI-TIPP: SELBST DAS FOTO EINES GLASES SPRUDEL, DAS DU AN DIE GRUPPE SCHICKST, ERINNERT EUCH ALLE SANFT DARAN, WIE WICHTIG ES IST, DURCHZUHALTEN. MIT DEM FOTO ZEIGST DU, DASS DU IM GEIST (NICHT IM WEINGEIST) BEI IHNEN BIST.

Status in den sozialen Medien: #DryAF

Schweige dich über dein Vorhaben aus oder verkünde es der Welt mit einem Megafon. Schreibe im Internet so viel über die Challenge, wie du nur magst, und lasse die Apps heiß laufen, in denen du der Welt mitteilst, was bei dir abgeht. Unendlich viele Menschen verkünden in den sozialen Medien ihren aktuellen Status – und wer weiß? Vielleicht entwickelst ja gerade du dich zur Dry-January-Influencerin? Lasse dich andererseits aber nicht von Fremden (oder Bekannten) im Internet von deinem Vorhaben abbringen, weil jemand es blöd findet oder glaubt, du würdest es eh nicht schaffen. Das gilt ganz besonders, wenn du jemanden nicht um seine Meinung gebeten hast. Manchmal sind trockene Monate schwer durchzuhalten, Fehltritte kommen vor. Schön, dass die anderen so ehrlich davon erzählen! Aber haue sie dafür nicht in die Pfanne, sondern baue sie wieder auf. Das können sie im Augenblick wahrscheinlich gut gebrauchen. Nur zu, klinke dich ein, schreibe einen aufbauenden Kommentar und schicke deine besten Wünsche.

Lasse deine Kreativität spielen und gib deinen Hilfstruppen einen ganz persönlichen Hashtag. Der kann auf eure Wohngegend verweisen (#dryjan089 für Münchner), die Tage herunterzählen (#72stundenimdryjan, für ein Update mit neuen Hashtags jede Woche, jeden Tag oder jede Stunde, wenn du dich traust) oder sich auf Insiderwitze beziehen (zum Beispiel #dryjanwette). Verabredet euch doch zu einer Brainstorming-Sitzung, um etwas auszudenken! Und lasst euch nicht auf ein, zwei Hashtags beschränken, die Möglichkeiten sind endlos!

Du darfst gern auch Fremde anfeuern, beachte dabei aber Grenzen. Respektiere unbedingt die Privatsphäre anderer. Reagiert der Angefeuerte positiv oder genervt? Das Ganze darf keinesfalls zu Stalking ausarten! Die Teilnehmenden der Facebook-Gruppen, -Seiten und -Message-Boards zum trockenen Januar darfst du bedenkenlos anfeuern und ihre Posts (wohlwollend) kommentieren. Das Gleiche gilt für Instagram und Twitter. Oder klinke dich in die Diskussion bei Reddit ein und

SCHWEIGE DICH AUS X

VERKÜNDE
DEIN VORHABEN
LAUTHALS

TEILE DEINE
PERSÖNLICHEN
UPDATES (ODER
ÄNDERE DEINEN
STATUS)

gib deinen Senf zu den verschiedensten Threads, beantworte relevante Fragen, gib Ratschläge und tausche dich mit anderen über eure Erfahrungen mit der Challenge aus.

So, wie du anderen auf ihrem Weg durch einen alkoholfreien Monat Mut machst, kannst du dir natürlich Unterstützung im Netz holen! Erzähle auf deinen liebsten sozialen Medien und den Dry-January-Message-Boards ehrlich von deinen Schwierigkeiten, bitte um Rat und aufmunternde Worte. Das ist nicht nur okay, das ist toll! Du wirst das Feedback bekommen, das du brauchst, und dich in Echtzeit gestärkt fühlen.

AUF SENDUNG GEHEN

Guten Rat (ohne die Kommentare Dritter) bekommst du auch im (englischsprachigen) Podcast *Try Dry* von Alcohol Change UK, direkt aufs Handy oder auf den Computer. Die neuen Folgen erinnern dich regelmäßig daran, warum du die Sache durchziehen möchtest. Im Internet findest du natürlich auch deutschsprachige Podcasts zum Thema. Da auch hierzulande immer mehr Menschen mitmachen, steigt die Zahl der entsprechenden Angebote (zum Beispiel *ex&hopp*).

Manche Podcasts drehen sich ausschließlich um alkoholische Getränke, Trinken, Mixen und ganz allgemein das Thema Alkohol, aber die musst du dir ja diesen Monat nicht anhören. Zum Glück gibt es Millionen Alternativen, Podcasts zu allen anderen nur denkbaren Themen auf dieser Welt. Hör dir doch was Interessantes über Dating, Sport, Hochzeiten, Wirtschaft, Gesundheit ... an. Vielleicht fängst du ja ein dir völlig neues (und völlig alkoholfreies) Hobby an, nachdem du einen spannenden Podcast zum Thema gehört hast.

Nachahmung ist die aufrichtigste Form der Schmeichelei

Wie damals, als du diese eine todschicke Jeans gekauft hattest und deine beste Freundin nicht anders konnte, als sich auch eine anzuschaffen, erlebst du jetzt vielleicht ebenfalls, dass dein Entschluss, einen trockenen Monat einzulegen, Nachahmende findet. Kaum hast du dein Vorhaben verkündet, erklären Freundinnen und Freunde oder Familienmitglieder, dass sie ebenfalls ein paar Wochen keinen Alkohol anrühren oder zumindest weniger trinken wollen. Prima! Dann könnt ihr gemeinsam Unternehmungen planen und euch über die Schwierigkeiten und die täglichen Aufs und Abs des Nüchternbleibens austauschen - auch wenn die Nachahmenden nicht die volle Distanz gehen möchten oder erst nach Beginn des Monats einsteigen.

Schließt Wetten ab, wer nüchtern bleibt

All die Vorteile eines Monats ohne Alkohol sind dir (warum auch immer) nicht genug Ansporn, aber du liebst Wetten? Dann wette doch um die Ehre oder um einen attraktiven Preis, vielleicht hilft dir das ja, schwierige Phasen zu überstehen und die Sache durchzuziehen.

Die Aussicht auf eine schöne Belohnung - oder auf die Schande, dem Wettpartner einen Monat lang den Kaffee zu spendieren - ist für dich vielleicht der beste Ansporn. Angenommen, deine beste Freundin muss dir ein schickes Paar Schuhe kaufen, wenn du gewinnst, dann kannst du dir einen Monat lang ausmalen, wie gut sie dir stehen und zu deinen Jeans passen. Das möchtest du doch für nichts in der Welt aufs Spiel setzen, oder? Oder umgekehrt: Stell dir vor, du musst auf das Baby (oder die Katze) deiner Freundin aufpassen (was du gar nicht leiden kannst), wenn du verlierst. Dann kannst du dir in jedem Moment der Schwäche ausmalen, wie du gerade eine volle Windel (oder Katzenstreu) wechselst. Wenn das mal kein Anreiz ist, stark zu bleiben!

Suche dir also zuerst Wettpartner, und entscheidet dann gemeinsam, was der Sieger nach 31 nüchternen Tagen bekommt. Er darf angeben (das sowieso), aber vielleicht müssen ihn die Verlierer im neuen Monat zu Drinks oder einem Abendessen einladen. (Mehr zu einem halbtrockenen - oder demi-sec - Monat auf Seite 202.) Vielleicht bekommt die Siegerin Karten für einen Film ihrer Wahl, einen Fitnesskurs, den sie schon lange ausprobieren wollte, oder ein Abenteuer, bei dem Alkohol keine Rolle spielt.

Wer

nicht

zusammen trinkt …

… hat morgens

keinen

Kater.

PROFI-TIPP: EINIGT EUCH AUF KLARE REGELN. BEKOMMT JEMAND NACH EINEM FEHLTRITT EINE ZWEITE CHANCE? WAS PASSIERT, WENN ALLE ES SCHAFFEN BEZIEHUNGSWEISE NICHT SCHAFFEN?

Was ihr auch abmacht, ein paar Komponenten gehören unbedingt dazu: Alkohol, Schwindeln und das Sabotieren der Konkurrenz sind verboten!

Feiert eure Erfolge gemeinsam

Jeder Tag ist ein weiterer Meilenstein für dich und deine Abstinenzgruppe. Jede nüchterne Woche bringt euch dem Ziel näher, das muss angemessen gewürdigt werden! Ihr habt euch gegenseitig dabei geholfen, stark zu bleiben – und wenn jemand entgleist ist, habt ihr die Person vielleicht für einen zweiten Versuch wieder in die Spur gebracht (Anregungen dazu ab Seite 196).

Triff dich nach deinen 31 Tagen (wirklich erst hinterher, nicht schon am letzten Tag des Monats) mit denjenigen, die dir in schweren Zeiten beigestanden haben (und umgekehrt). Gönnt euch zusammen ein paar Drinks oder feiert bei einem nicht-alkoholischen Getränk. Das ist eure Nacht (beziehungsweise euer Tag!)

Denn wer nicht zusammen trinkt, hat morgens keinen Kater. Das gilt für Singles auf der Pirsch ebenso wie für feste Paare.

NEBENBEMERKUNG. **Ihr müsst nicht unbedingt mit anderen Dryathleten wetten. Genauso gut kannst du eine Wette mit fröhlich weitertrinkenden Freundinnen abschließen oder eine Wette mit dir selbst. Solltest du durchhalten, gönnst du dir die superbequemen Sneaker, auf die du ein Auge geworfen hast, oder eine Reise nach Australien, von der du schon lange träumst. Und wenn du zwischendrin mal schwach wirst, hängst du hinten ein paar Zusatztage an deinen (beinahe) trockenen Monat an. Die Aussicht auf einen materiellen Preis motiviert dich zwar möglicherweise, aber der eigentliche Erfolg besteht darin, dass du dein Ding bis zum Ende durchgezogen hast. Das wirst du bald merken. Dieses Ziel wird dich anspornen und (hoffentlich) vom Schwindeln abhalten.**

DAS WETTFORMULAR FÜR EINEN NÜCHTERNEN MONAT

Glaubst du, du gewinnst?

Jetzt wird es spannend! Jemand glaubt, du würdest keinen Monat ohne Alkohol durchhalten? Ha! Wette mit deinen Mit-Dryathleten, aber auch mit Freundinnen oder Freunden, die fröhlich weitertrinken, oder mit dir selbst.

Hier kannst du festhalten, welche Wetten du eingegangen bist, was die Gewinner bekommen und was die Loser tun müssen.

BEISPIEL

EINE WETTE MIT: *Alejandro*

DER/DIE GEWINNER:IN BEKOMMT: *eine Mahlzeit in einem New Yorker Restaurant seiner Wahl*

DER/DIE VERLIERER:IN MUSS: *die Rechnung zahlen*

WENN BEIDE GEWINNEN: *bestellen wir dort zusätzlich eine Flasche Champagner und teilen uns hinterher die Rechnung*

WENN WIR BEIDE VERLIEREN: *gibt es kein Festmahl, keinen Schampus*

WETTE 1

EINE WETTE MIT:

DER/DIE GEWINNER:IN BEKOMMT:

DER/DIE VERLIERER:IN MUSS:

WENN BEIDE GEWINNEN:

WENN WIR BEIDE VERLIEREN:

WETTE 2

EINE WETTE MIT:

DER/DIE GEWINNER:IN BEKOMMT:

DER/DIE VERLIERER:IN MUSS:

WENN BEIDE GEWINNEN:

WENN WIR BEIDE VERLIEREN:

WETTE 3

EINE WETTE MIT:

DER/DIE GEWINNER:IN BEKOMMT:

DER/DIE VERLIERER:IN MUSS:

WENN BEIDE GEWINNEN:

WENN WIR BEIDE VERLIEREN:

KAPITEL 10

DATES OHNE SCHÖNTRINKEN

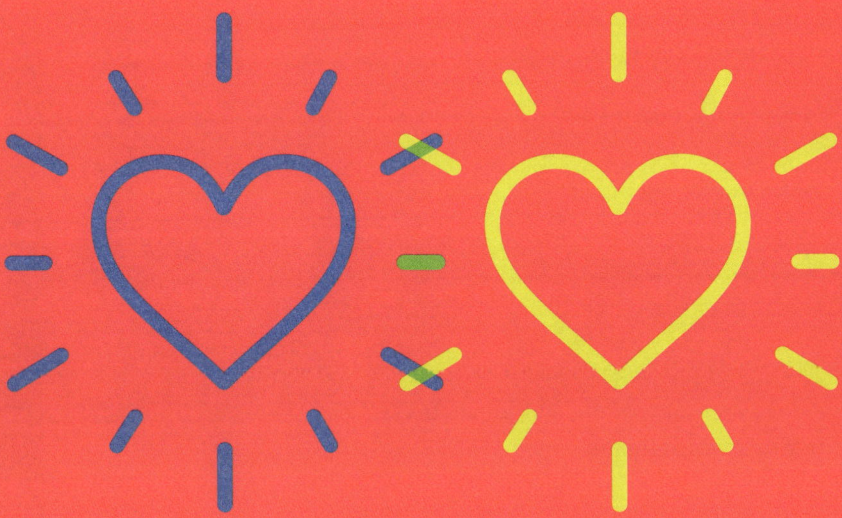

Jetzt wird es lustig. In der Dating-Welt wimmelt es ja schon von verwirrenden Regeln, Vorlieben (sprich Mindestanforderungen) und Erwartungen. Machen wir es also noch ein bisschen komplizierter ...

»Auf einen Drink gehen« ist die Norm, insbesondere für erste Verabredungen, bei denen man jemanden näher kennenlernen möchte. Nicht aber während eines trockenen Monats! Keine Angst, du kannst dich trotzdem amüsieren, Menschen näher kennenlernen und dich ganz locker als der wunderbare, kontaktfreudige, begehrenswerte Mensch präsentieren, der du bist. Der einzige Unterschied besteht darin, dass kein Alkohol im Spiel ist, was wiederum möglicherweise den üblichen Ablauf ändert.

Date + flirten - Alkohol = immer noch ein Date

Wenn du Alkohol aus der Dating-Gleichung rausnimmst, ändert sich viel mehr als nur das Getränk in deiner Hand. Zum Beispiel werdet ihr woanders hingehen. (Wie oft gehen Erwachsene beim ersten Date schon ganz unschuldig einen Milkshake trinken? Oder stellen sich vor einer ausgezeichneten Eisdiele an? Antwort: Das ist zwar süß, kommt aber leider sehr selten vor.) Unter dem Einfluss von Alkohol (und selbst hinterher) fühlst du dich anders, sagst andere Dinge (angeschickert oder verkatert) und verhältst dich anders (Hemmungen fallen weg, komplett oder teilweise). Das ganze Date läuft also anders - bis hin zum Sex danach (falls es so weit kommt).

Alkohol beruhigt die Nerven und bringt das Gespräch in Schwung. Aber er ist keine Voraussetzung für ein erfolgreiches Date und einen schönen Abend. Vertraue mir: Du kannst auch ohne Bier in der Hand charmant sein und anregend plaudern. Nüchtern zu bleiben, heißt, sich nicht hinter einem koketten Schleier des Mysteriösen verstecken zu können. Während eines trockenen Monats auf Dates zu gehen, fühlt sich deswegen vielleicht so entspannend an wie ein Sprung ins Eismeer. Der Unterschied: An eiskalte Wassertemperaturen wirst du dich nie gewöhnen, aber es wird dir bald ganz normal vorkommen, potenzielle Partner oder Partnerinnen zu treffen, während du nichts anderes trinkst als Sprudel oder Cola. Ja, ohne Alkohol kommt das Gespräch vielleicht nicht ganz so locker in Schwung, aber dir fällt schon was ein, wie du die

Unterhaltung mühelos am Laufen hältst. Und wenn sich tatsächlich bald Schweigen zwischen euch breitmacht? Na, dann passt ihr zwei wohl nicht zusammen. Glaub mir, es hat durchaus Vorteile, wenn man vorübergehend mal Tschüss zum Bier sagt.

Alkohol oder Realität?

»Sich jemanden schön trinken« heißt die Technik, sich so lange Alkohol reinzukippen, bis einem das Gegenüber gefällt. Aber eigentlich findet man es ja gar nicht attraktiv – der Alkohol verzerrt nur die Wahrnehmung. Ja, das passiert wirklich und ist eine Gratis-Nebenwirkung, wenn man zu viele Drinks konsumiert. Alkohol hilft Menschen nicht nur, ihr wahres Ich zu verbergen, er hindert uns auch daran, andere so zu sehen, wie sie wirklich sind. Egal, ob du einen Mind Eraser runterkippst oder nur ganz gemächlich ein Bier nach dem nächsten trinkst, der Alkohol beeinträchtigt dein Urteilsvermögen und lässt dein Gegenüber allmählich in einem immer besseren Licht erscheinen. Doch was du durch den Alkoholdunst siehst, ist nicht die Realität. Eine Beziehung, die auf einer solchen Fehlwahrnehmung beruht, hat kein Fundament. Vielleicht hältst du dein Gegenüber ja für unendlich viel besser und toller, als es wirklich ist. Vielleicht turtelst du mit einem Mistkerl, der seinen miesen Charakter erfolgreich verbirgt. Oder du verpasst die Gelegenheit, jemanden genau so kennenzulernen, wie er oder sie ist, weil das Bier in deiner Hand dich zum Fehlschluss verleitet, diese Person wäre nichts für dich (obwohl sie in Wirklichkeit deine Seelenverwandte ist und genau die Person, mit der du gern ausgehen/die du gern heiraten würdest!).

Alkohol verändert, wie du mit deinem Date kommunizierst und wie es mit dir kommuniziert. Mit steigendem Pegel neigen die meisten dazu, offener zu flirten, aggressiver vorzugehen, kürzer zuzuhören. Alkohol löst in unserem Körper etliche Effekte aus: Er unterdrückt Hemmungen (die dich vor Fehltritten bewahren), hellt deine Stimmung künstlich auf (nüchtern würdest du dich vielleicht zu Tode langweilen und dich schnellstmöglich vom Acker machen). Wer ohne einen Pitcher Margarita eine Zeit lang mit einem inkompatiblen Menschen plaudert, merkt schnell, dass er spirituell, emotional oder sonstwie überhaupt nicht zu einem passt. Ein nüchternes Urteil über den Charakter des Gegenübers ist das beste Fundament für eine Beziehung, egal, ob sich ein One-Night-Stand, eine Affäre, eine Freundschaft mit Vorzügen (oder ohne) oder gar eine Ehe daraus ergibt.

PROFI-TIPP: OHNE EINE GETEILTE FLASCHE WEIN (SCHADE, ROMANTISCH!) ERKENNST DU EHER, OB IHR ZUSAMMENPASST (ODER OB DIR NUR DER ROSÉ SCHMECKT). WENN DU AUF EINEM NÜCHTERNEN DATE EINEN GUTEN DRAHT ZU JEMANDEM FINDEST, DANN VERSTEHT IHR EUCH, GANZ NÜCHTERN BETRACHTET, WIRKLICH GUT.

Dates finden statt Drinks spendieren

Egal, ob du Single und auf der Suche bist (vielleicht gehörte es ja zu deinen Neujahrsvorsätzen, einen Partner oder eine Partnerin zu finden) oder nicht: Während deines trockenen Monats wirst du Menschen anders kennenlernen. Du gehst nicht mehr zu Happy Hours und anderen Veranstaltungen, wo Alkohol die Hauptrolle spielt, sondern begegnest Menschen an dir ungewohnten Orten, unter ungewohnten Umständen. Bei deinen vielen neuen Unternehmungen im Januar (die alten fallen ja weg) triffst du ganz andere Menschen, von denen etliche deine Interessen teilen werden. Und natürlich liegt auf der Hand, dass Menschen, die du auf alkoholfreien Veranstaltungen getroffen hast, kein Problem damit haben, mal etwas anderes zu unternehmen als Kneipentouren. Mit null Promille im Blut kannst du zu einhundert Prozent sicher sein, dass du einen Menschen, der dir gefällt, auch tatsächlich attraktiv findest. Das Gleiche gilt umgekehrt für jeden, dem du gefällst. Davon profitieren alle: Kein Alkohol vernebelt euch den Blick, ihr wisst, dass eure Zuneigung wirklich euren Herzen entspringt!

DATING-APPS, GANZ NÜCHTERN BETRACHTET

Wischst auch du auf Tinder und Co. fröhlich nach links und rechts? Dann ist jetzt vielleicht ein guter Zeitpunkt, dein Profil zu verändern. Versuche doch mal, dich so darzustellen, wie es deinem wunderbaren, einzigartigen Ich entspricht. (Dieser Rat gilt übrigens immer, egal, ob du einen alkoholfreien Monat planst oder nicht.) Verkünde laut und stolz, dass du vorübergehend dem Alkohol abgeschworen hast (und allem, was dazugehört), egal, ob du einen Seelenverwandten suchst, eine langfristige Beziehung, jemanden zum Ausgehen oder was für eine Nacht. Du könntest zum Beispiel schreiben: »Hallo, ich heiße Jaime und ich trinke diesen Monat nichts, aber ich würde mich freuen, wenn wir uns diese Woche zum Abendessen oder zu einem Kaffee treffen könnten.« Natürlich steht dir frei, die Challenge gar nicht zu erwähnen – aber weil sie sich doch über einen ganzen Monat zieht und deine Lebensgewohnheiten solange stark verändert, kommt das Thema irgendwann unweigerlich auf.

WEINFREI-WARNUNG

Wie weit der Monat schon fortgeschritten ist, spielt durchaus eine Rolle für das Kalkül, ob du von deinem Vorhaben erzählst oder nicht, ob du die Challenge in deinem Profil erwähnst oder in privaten Chats davon erzählst.

- **Zu Anfang des Monats** fährst du mit Offenheit am besten: Erkläre möglichen Dates, dass du diesen Monat nüchtern bleiben wirst.
- **In der zweiten Monatshälfte**, schon auf der Zielgeraden, kannst du dein Vorhaben erwähnen, wenn du ein romantisches Rendezvous vor Ende des Monats planst. Bereite dein Date darauf vor, was es von eurem Treffen erwarten darf. Dafür sprechen mehrere Gründe: Aufrichtigkeit beim ersten Rendezvous – das ist durchaus überraschend und deswegen beeindruckend. Mit der Ankündigung stärkst du auch deine Entschlossenheit. Und dein Date ist gewarnt, dass es sich auch keinen Mut antrinken können wird. Wer schon vorher alle Karten auf den Tisch legt, verhindert, dass sein Date falsche Schlüsse zieht (wie etwa den, dass du keinen Alkohol trinkst, weil du Antibiotika nimmst; und einfangen möchte sich ja niemand etwas). Außerdem bietet dein alkoholfreier Monat jede Menge interessanten Gesprächsstoff.
- **Und drittens,** wenn du dich in den letzten Tagen des Monats auf Anhieb prima mit jemandem verstehst, den du nie zuvor gesehen hast, und ihr Pläne für die kommenden Wochen (nach deiner Challenge) macht, dann kann ja ohnehin alles laufen wie gewohnt. Du hast die Wahl!

Schütte dein Herz aus

Beim Bilanzieren darüber, wie sich Alkohol auf deinen täglichen Umgang auswirkt, auf Beziehungen zu Freundinnen und Freunden, Famili-

SORTIERE DIE FRÖSCHE AUS!

enmitgliedern, Kolleginnen und Kollegen und Bekannten, wirst du merken, dass es sich genauso verhält wie in Liebesdingen: Manche Beziehungen funktionieren, manche nicht. Ein trockener Monat bietet eine prima Gelegenheit, Frösche auszusortieren und seine Prinzen oder Prinzessinnen zu entdecken. Möge das Ende märchenhaft sein!

Oder bist du bereits vergeben? Wenn auf euren gemeinsamen Abenden Alkohol eine wichtige Rolle spielt, zeigt dir ein trockener Monat, wie sehr du deine Freundin, deinen Verlobten, deinen Ehemann oder deine Ehefrau in nüchternem Zustand wirklich magst. Alkoholfreie Dates schweißen euch als Paar vielleicht wieder stärker zusammen, weil ihr euch ernsthafter und über eine breitere Palette von Themen unterhalten könnt.

Ist das nicht eine schöne Abwechslung? Vielleicht unternehmt ihr auch mal wieder etwas Neues, jetzt, da eure typischen (alkoholhaltigen) Optionen wegfallen. Gut möglich, dass ihr dabei gemeinsame Interessen wieder neu entdeckt. Wer braucht da noch Alkohol?

Oder stellt ihr ganz im Gegenteil fest, dass ihr euch ohne Alkohol nichts mehr zu sagen habt? Das muss kein Problem sein - solange es euch nicht stört. Falls ihr aber merkt, dass euch im Grunde nichts mehr verbindet, ist es vielleicht an der Zeit, die Sache zu beenden. Das kann herzzerreißend sein - oder eine Befreiung, je nachdem, ob das (Mineralwasser-)Glas für dich halb leer oder halb voll ist. Ja, sogar die Trennung von jemandem, dem sein Bier lieber ist als du, schmerzt, aber andererseits: Kannst du dir vorstellen, jahrelang zusammenzubleiben, obwohl ihr euch nur noch ertragt, wenn ihr euch eine Flasche Wein teilt? (Igitt!)

Verzicht ist sexy!

Vielleicht törnt dein Entschluss, einen Monat lang auf Alkohol zu verzichten, jemanden sogar richtig an! Erstens: Du zeigst, dass du dich nicht vor Verpflichtungen scheust und deine Versprechen hältst (vielleicht später in einer Beziehung ebenfalls ... seufz!). Zweitens: Du besäufst dich auf keinem Date (und machst dich öffentlich zum Idioten). Drittens: Mit deinem Vorhaben beweist du Verantwortungsgefühl, Aufrichtigkeit, Selbstkontrolle und Reife. (Okay, das waren jetzt gleich vier Gründe, aber ehrlich, wer sucht denn schon jemand, der verantwortungslos, unehrlich und unreif ist? Nein danke! Auf Partner oder Partnerin, wie auf gute Freundinnen und Freunde, muss man sich verlassen können, man muss auf sie zählen und ihnen vertrauen können. Man muss wissen, dass sie da sind, wenn man sie am meisten braucht.)

Und zuletzt: Du zeigst, dass du dich auch ohne Alkohol amüsieren kannst und dir bei Dates etwas Originelles einfallen lässt. Braucht es noch mehr? (Falls du bis zum Valentinstag fest liiert und noch vor April verheiratet sein solltest, musst du auf der Hochzeitsfeier unbedingt einen Toast auf die Nüchternheit ausbringen!)

Auf dem ersten, zweiten oder dritten Date brauchst du dein Vorhaben gar nicht groß erklären. Schreibe oder sage einfach: »Wäre es nicht lustig, ... zu unternehmen? Ich mache gerade beim trockenen Januar mit und trinke bis Februar keinen Alkohol, aber du darfst natürlich gern etwas Alkoholisches bestellen, wenn du magst.« Sollte dein Date noch nie etwas von der Challenge gehört haben, ist das der perfekte Zeitpunkt, ihm davon zu erzählen! Vielleicht macht es ja mit, vielleicht hält es nichts von der Idee, vielleicht fährt es einen Mittelweg und verzichtet auf Alkohol, während ihr zusammen seid (womit es dir Respekt erweist).

Ideen für alkoholfreie Dates

Wo bleibt denn da die Abwechslung, wenn beim Dating immer Alkohol im Spiel sein muss? Verabredungen ohne Alkohol haben unter anderem den Vorzug, dass man aus immer gleichen Routinen ausbricht. Ein Lokal aussuchen, sich dort treffen und sein Lieblingsgetränk bestellen (unabhängig vom Lokal, von der Cocktailkarte und dem Gegenüber) – hatten wir das nicht hunderttausend Mal? Wer liebt denn schon ewig gleiche, öde Rituale? Nüchterne Verabredungen hingegen zwingen dich, deine Komfortzone und die gewohnten Gleise zu verlassen. Klar kannst du vorschlagen, euch erst mal in einer Lounge oder Bar zu treffen (wo du natürlich nichts trinkst), aber versuche es doch mal mit einem Treffpunkt, an dem Alkohol keine Hauptrolle spielt. Wenn sie die Wahl hätten, würden sich doch die meisten Menschen lieber an spannenden Orten mit Charakter treffen oder zumindest etwas Ungewöhnliches unternehmen, als das immer gleiche Zeug zu machen. (Das gilt für alle gemeinsamen Unternehmungen, auch mit Freundinnen und Freunden oder Familienmitgliedern – außer du möchtest immer wieder den gleichen Tag und das gleiche Date durchleben. Aber wer findet schon müde Routinen besser als coole neue Erfahrungen?

EISLAUFEN

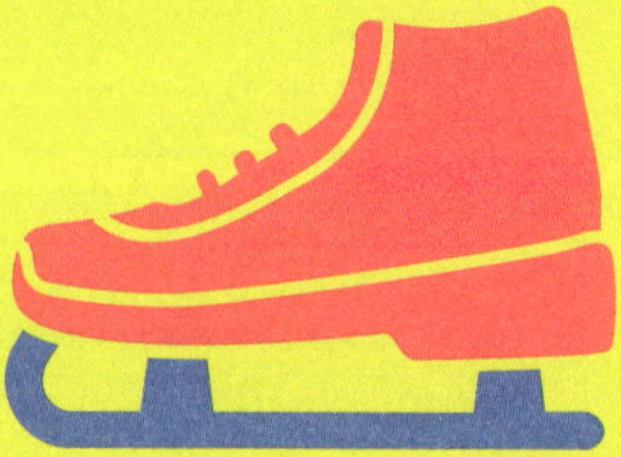

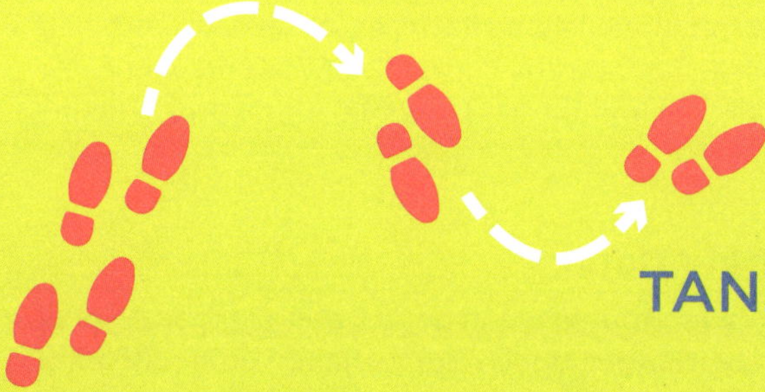

TANZEN

GOKART
FAHREN

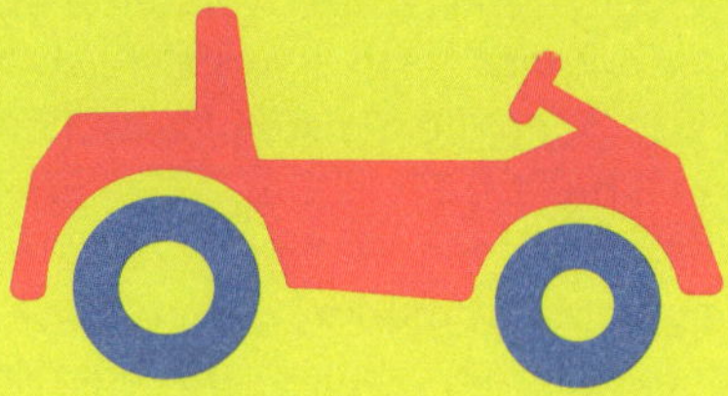

Keine Dates mit Mindestkonsum

Obwohl bei vielen romantischen Treffen Alkohol eine wichtige Rolle spielt, gibt es doch massenweise Möglichkeiten, gemeinsam etwas zu unternehmen, ohne Mindestkonsum von Getränken oder Alterskontrolle an der Tür. Und du wirst dich viel geschickter anstellen, weil du keinen sitzen hast.

EISLAUFEN ODER SKATEN

Beim Gleiten über die Eisfläche werdet ihr angeregt plaudern, ihr kommt euch näher und liegt euch vielleicht sogar bald in den Armen (wenn ihr beide das Eislaufen nicht beherrscht und einander stützen müsst). Außerdem könnt ihr Menschen beobachten, über extrem ehrgeizige Rennfahrer und die Helikoptereltern von süßen Eisprinzessinnen lästern und über die oft originellen Outfits der anderen staunen. Und ja, du darfst ruhig auch ein pinkfarbenes Tutu anziehen; lass dich von niemandem abhalten!

TANZEN

Auch Tanzstunden bieten eine prima Gelegenheit, seinem Gegenüber näherzukommen, ohne ihm ins Ohr brüllen zu müssen. Erkundige dich nach Einzel- oder Gruppenkursen in klassischem Tanz, Salsa, Tango, Swing oder, wenn euch nach Modernerem ist, nach Hip-Hop- oder Breakdance-Kursen. Die andere Person schwindelig zu wirbeln, ist dabei erlaubt (besser als nach zu viel Alkohol im Kopf Karussell zu fahren).

Wenn ihr beide Musik (und die Clubszene) liebt, selbst aber nicht gern tanzt, könnt ihr ja vielleicht einen DJ-Kurs machen. Die gibt es inzwischen in mehreren Städten und auf allen Niveaus.

KART FAHREN

Adrenalinjunkies dürfen sich hinter ein Lenkrad klemmen und über die Bahn flitzen. Wie beim gewöhnlichen Autofahren ist Alkohol natürlich tabu. Falls du Teufelsfahrer also schon lange davon träumst, das Pedal mal bis zum Bodenblech durchzudrücken, bietet dein trockener Monat die perfekte Gelegenheit. Nimm deinen Schatz auf eine Runde mit (bei manchen Bahnen gibt es Zweisitzer) oder liefert euch ein Rennen! Bei einer solchen Verabredung versteht sich von selbst, dass man vorher und mittendrin nichts trinkt. Vielleicht kommt ihr euch ja rasend schnell näher! (Aber nicht zu nahe, ich sage nur »Kawumms!«.)

Sex ohne Schöntrinken

Nur weil du gerade dem Alkohol entsagst, heißt das noch lange nicht, dass dein ganzes Leben jugendfrei bleibt (nur für den Fall, dass jemand es noch nicht kapiert hat: nüchtern bleiben und keusch bleiben sind zwei Paar Schuhe). Deine Enthaltsamkeit (beim Alkohol) wird sich auf dein Sexleben auswirken, aber wahrscheinlich anders, als du es erwartet. Es wird sich ändern, wie oft du jemanden abschleppst und welche Vorsichtsmaßnahmen du triffst. Es ändert sich aber auch der körperliche Ablauf und wie du ihn erlebst.

Vor allem gilt: Da du und dein Gegenüber nüchtern geblieben seid, besteht null Chance, dass ihr euch nur besoffen attraktiv findet. Es stellt sich auch nie die Frage, ob beide Beteiligten noch nüchtern genug sind, um eigenverantwortlich entscheiden zu können, was sie oder er möchte. Wir wollen doch, dass alles schön einvernehmlich bleibt!

Alkohol stumpft die Sinne ab und vereitelt manchmal, ähm, den Vollzug (sprich: Manche Körperteile funktionieren nicht, wie sie sollten). Alkohol wirkt sedierend, und für Männer heißt das, dass ihr bestes Stück vielleicht schlapp bleibt und den Dienst verweigert. Wie viel Alkohol ein Mann verträgt, bis er keine Erektion mehr bekommt, ist ganz unterschiedlich. Bei Frauen sorgt zu viel Alkohol, dass bestimmte Regionen weniger feucht werden, was zu unangenehmer Reibung und sogar Schmerzen führen kann. Ohne Alkohol jedoch besteht null Chance, dass Bier (oder sonst ein alkoholisches Getränk) einvernehmlichen Affären in die Quere kommt.

Ohne Alkohol seid ihr euch beide bewusster, dass es Vorsichtsmaßnahmen braucht – und ihr behaltet jederzeit die Kontrolle. Der Familienberatung Planned Parenthood zufolge beeinflusst Alkohol die Wirksamkeit von Pille, Spirale, Verhütungspflastern und anderen Methoden der Empfängnisverhütung bei korrekter Anwendung nicht. Allerdings zeigen Studien, dass Menschen unter dem Einfluss von Alkohol eher mal auf das Kondom verzichten, mit den bekannten Folgen (ungeplante Schwangerschaften, Geschlechtskrankheiten).

Respekt für dein Vorhaben

Vergiss nicht: Nur weil du trocken bleibst, muss der nette Kerl oder die nette Frau dir gegenüber nicht auf seine/ihre Sangria verzichten. Dein Date darf etwas trinken, auch direkt vor deinen Augen. Noch vor ein paar Wochen hast du das selbst gemacht und bald machst du es wahrscheinlich wieder!

Zusammenfassung: Auf Verabredungen checkt jeder sein Gegenüber auf seine Eignung als Partner oder Partnerin ab. Ja, dein Date beurteilt dich! (Entspanne dich, das ist ganz normal!) Achte bei eurem Treffen darauf, was dein Date von deinem Vorhaben hält. Sieht und respektiert es deine Grenzen? Unterstützt es dich in deinem Plan? Fühlt es sich wohl damit, ein alkoholisches Getränk zu bestellen und allein zu trinken? Oder nötigt es dich, dir einen Cocktail oder ein Bier zu bestellen? Bleibt dein Date während eures Zusammenseins ebenfalls nüchtern oder besäuft es sich aus Protest? Ist dein Date offen für Unternehmungen, bei denen kein Alkohol im Spiel ist? Die Antworten zu diesen Fragen findest du schnell heraus. Und dann weißt du, ob dein Date deine Ansichten (was das Trinken angeht) teilt oder nicht.

Das Gute daran: Wenn du das Gefühl hast, es passt, wirst du die Person wiedersehen. Und wenn es nicht passt, darfst du schnell den Stecker ziehen. Damit sparst du euch einen vergeudeten Abend. Stell dir nur vor, unter schlechteren Umständen wärst du mit diesem Menschen vielleicht eine Beziehung eingegangen! Dank des Regelwerks für nüchterne Dates (erste Regel: kein Alkohol) hast du dir eine Menge Ärger erspart!

Und falls du gerade nicht auf der Suche bist, darfst du dich trotzdem schick herausputzen, das Leben feiern und die Dinge tun, die dich am glücklichsten machen. Ganz allein. Verdammt, du darfst sogar allein eine Party feiern!

Bitte ankreuzen!

Verabredungen ohne Alkohol müssen nicht langweilig sein – du brauchst nur spannende Unternehmungen und kreative Treffpunkte. Lasse dich von unserem Fragebogen zu originellen Abenden inspirieren, bei denen ihr selbst aktiv werdet und keinen Tropfen trinkt!

SEID IHR HUNGRIG?

- ❏ Liebt ihr Süßes?
  Macht bei dir zu Hause Eisbecher.
- ❏ Steht euch der Sinn nach einer ganzen Mahlzeit?
  Geht in ein neues Restaurant.

SCHNEIT ES?

- ❏ Baut ihr gern Sachen?
  Ja → Baut einen Schneemann.
  Nein → Legt ein Puzzle.
- ❏ Bist du sportlich?
  Probiert einen Wintersport wie Skifahren oder Snowboarden.

MÖCHTET IHR AUF EINE VERANSTALTUNG GEHEN?

- ❏ Steht ihr auf Popkultur?
  Geht ins Kino.
- ❏ Oder eher auf Hochkultur?
  Geht ins Theater.

LUST AUF MUSIK?

❑ Möchtet ihr Livemusik hören und eventuell dazu tanzen?

Rockt bei einem Konzert ab.

❑ Oder macht ihr lieber selbst Musik?

Lernt zusammen etwas Neues, etwa Musik aufzulegen.

LIEBST DU SPORT?

❑ Möchtet ihr euch zurücklehnen und anderen beim Sporttreiben zusehen?

Geht ins Stadion und feuert eure Teams an (das gleiche oder nicht).

❑ Soll der Schweiß bei euch fließen?

Geht auf ein Basketballfeld oder spielt Tennis.

SOLL ES FLOTT ZUGEHEN?

❑ Möchtet ihr Gummi geben?

Geht Kartfahren, zu zweit in einem oder in zweien.

❑ Oder reicht irgendein Lenkrad?

Besucht eine Spielhalle und fahrt virtuell um die Wette.

SEID IHR VON NATUR AUS EHRGEIZIG?

❑ Möchtet ihr zu Hause bleiben?

Macht einen Spieleabend und testet euren (strategischen) Verstand.

❑ Wollt ihr ausgehen?

Beteiligt euch an einem Kneipenquiz zu Themen, die euch beide interessieren.

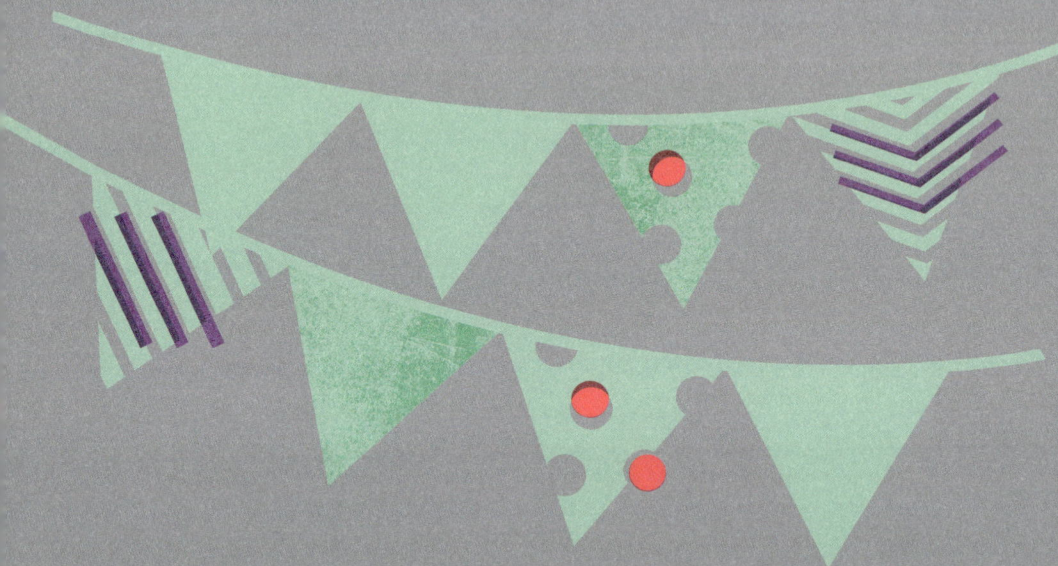

KAPITEL 11

Schmeiße eine alkoholfreie Hausparty

Die Hälfte deines Monats ist geschafft! Das ist Anlass genug zum Feiern, allein oder mit Freundinnen und Freunden. Du bist weit gekommen! (Und ja, es ist auch okay, am zweiten Tag des Monats schon eine Party zu schmeißen!) Du darfst nämlich ruhig weiterfeiern, nur halt ohne Bier, Cocktails oder ein Glas Pinot.

Wo auch immer du dich gerade auf deiner Reise befindest, vermutlich gehören Cocktails, Lounges, Bars und ganz allgemein alkoholselige Unternehmungen nicht mehr zu deinem Leben, dafür aber alkoholfreie Getränke, geselliges Beisammensein und Unternehmungen ganz ohne Alkohol. Vergiss nie: Ausgehen (oder Daheimbleiben) ohne Alkohol kann ebenso festlich und gesellig sein wie jeder andere Abend vor oder nach deinem alkoholfreien Monat. Manchmal brauchst du nur ein wenig Inspiration …

Ein alkoholfreier Geburtstagsparty-Flashback

Wenn du während deines alkoholfreien Monats Geburtstag hast – alles Gute! Du weißt, dass du deinen Festtag als Alibi hättest nehmen können, um nach Herzenslust Alkohol zu trinken, aber nein, du schmeißt stattdessen eine alkoholfreie Fiesta. Respekt! Applaus!

Als Allererstes: Das ist dein Tag! Begehe ihn genau so, wie du es dir vorstellst. Gehe gemeinsam mit deinen Lieblingsmenschen zum Essen (und überlasse das Schnippeln und Brutzeln den Profis). Natürlich darfst du dich mit ihnen auch in einer Bar treffen (halt ohne Mezcal) oder bowlen gehen. Oder du machst radikal auf retro und feierst eine Art Kindergeburtstag wie früher. Serviere Limo oder Kinderpunsch (du weißt schon, wie echter Punsch, nur ohne Alk) statt Bier. Von mir aus darfst du auch gern Spiele von damals veranstalten, etwa Topfschlagen, Blindekuh oder Stille Post. Du kannst auch Trinkspiele abändern, zu Wasser-Pong (statt Bier-Pong) oder nüchternem Flip Cup (siehe Seite 164) – oder andere Geburtstagsspiele spielen.

Ein weiterer Vorteil einer Party ohne Alkohol: Niemand muss sich fragen, wie er hinterher sicher nach Hause kommt, denn auch diejenigen, die mit dem Auto da sind, werden auf deinem Fest ganz sicher nichts trinken. Und anstatt deinen Gästen spätabends noch Junkfood zu reichen, versüßt du ihnen den nächsten Morgen mit netten Mitgebseln wie selbst gebackenen (oder selbst gekauften) Keksen. Das ist doch allemal besser, als einen Kater zu pflegen!

Alkoholfreies Backfestival

Reicht dir eine Geburtstagstorte nicht, du Schleckermaul? Wie wäre es dann mit einem Backwettbewerb? Fordere deine Freundinnen und Freunde heraus, sich etwas Originelles zu überlegen, ihre Schürzen umzubinden und loszulegen. Einzige Voraussetzung: Alkohol ist als Zutat natürlich tabu. Ein paar Anregungen findest du ab Seite 166.
Lege die Regeln fest:

- Alle Backwaren sind zulässig, süß und deftig: Brot und Kekse, Brownies, Tartes, Kuchen, Muffins, Pasteten, süßes Gebäck, Donuts ...
- An Inhaltsstoffen ist nur erlaubt, was alle Teilnehmenden vertragen (also vorher klären, ob jemand an Glutenunverträglichkeit leidet, an Laktoseintoleranz, Nussallergie oder Ähnlichem).
- Eingereichte Backwaren dürfen selbstverständlich keinen Alkohol enthalten.

PROFI-TIPP: LASS DIE RUMKUGELN WEG!

Was dabei herauskommt, esst ihr hinterher gemeinsam auf. Herrlich, dieser Zuckerschock! Oder ihr spendet eure Kreationen für einen guten Zweck. (Ihr könntet sie beispielsweise auf einem Flohmarkt verkaufen und das Geld einer Stiftung zur Alkoholprävention spenden.) Auf diese Weise hilft dein persönlicher Verzicht auch anderen, nicht nur dir selbst (auch in den folgenden Monaten).

Fordere deine Freundinnen und Freunde heraus, sich etwas Originelles zu überlegen und sich die Schürzen umzubinden.

Babyfläschchen statt Schnapsflaschen

Auf Babypartys wird der Beginn eines neuen Lebens für die werdenden Eltern und natürlich für das erwartete Kind gefeiert. Natürlich drehen sich diese Veranstaltungen nicht hauptsächlich um Alkohol, dennoch köpfen die Gäste gern mal eine Flasche Prosecco, um den Anlass zu feiern. Falls du eine solche Veranstaltung organisierst, stellst du einfach stillschweigend alkoholfreien Schaumwein bereit und tobst dich mit rosa-hellblauer Deko aus. (Da die werdende Mutter nüchtern bleiben muss, ist sowieso klar, dass hier kein Besäufnis stattfindet.)

Du wirst sehen, auch ohne Cocktails wird eine prächtige Stimmung aufkommen. Niemand muss fürchten, zu tief ins Glas zu schauen und sich betrunken zu blamieren oder am nächsten Morgen verkatert und arbeitsunfähig aufzuwachen.

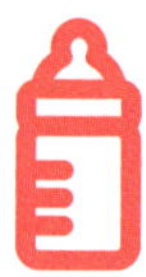

Lebensmittel-Themenabende (nein, fermentierten Traubensaft darfst du nicht mitbringen)

Viele nehmen sich für das neue Jahr ja vor, weniger zu essen. Aber einen Tag darf man sündigen und so richtig schlemmen, oder? Wie wäre es damit, ein Food-Festival zu einem bestimmten Thema zu veranstalten? Du hast die Wahl. Liebst du Kartoffeln? Dann mache Fritten, Ofenkartoffeln, Kartoffelchips, Gnocchi und mehr – oder lasse sie von deinen Gästen mitbringen! Auch Äpfel sind ein tolles Thema. Kreiert verschiedene Apfelkuchen und -torten, Desserts und Apfelchips. Klärt vorher, wie gehabt, ob es Gäste gibt, die bestimmte Inhaltsstoffe nicht vertragen, und lasst dann eure Kreativität spielen. Hinterher verputzt ihr gemeinsam, was ihr fabriziert habt.

Ein Monat für heiße Tees

Wenn es draußen kalt ist, sind Tees etwas Herrliches. Es muss ja nicht immer Schwarz- oder Grüntee sein, auch koffeinfreie Alternativen wie Früchtetees schmecken lecker. Rooibostee und schmackhafte Kräutermischungen gehören schon längst zum Standard, aber du darfst auch Winterzauber-, Salzkarameltee oder was auch immer auffahren, das ein wenig festlichen Glanz (oder kulinarischen Grusel, je nach Geschmacksempfinden) verspricht. Biete traditionelle Optionen (Grüntee, English Breakfast, Earl Grey) an oder wilde Kreationen wie Cupcake, Keksteig oder Zimtschnecke. Kandiszucker und Stövchen nicht vergessen! Und wenn du Cupcakes nicht nur schlürfen, sondern auch kauen möchtest, vergiss nicht, rechtzeitig noch etwas zu eurer Tea Time zu backen. Oder du bereitest Sandwiches vor, ganz wie du magst! Ohne Spirituosen, Bier und Wein gewinnen alle - apropos, du könntest deiner Party ja das Thema »Gewinnen« geben und deine Wohnung entsprechend dekorieren, mit Pokalen, Postern von Sporthelden oder Idolen deiner Wahl.

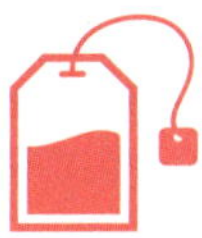

Den Spielstand im Auge behalten - Drinks: 0

Ob du nun verfolgst, wie dein Lieblings-Tennisstar sich bei den Australian Open schlägt oder du dein Bundesligateam anfeuerst - auch im Januar finden zahllose spannende Begegnungen im Profisport statt. Klar, möglicherweise guckst du diese Begegnungen normalerweise mit einem Bier in der Hand, aber du wirst sehen: Wenn du Freundinnen und Freunde zum alkoholfreien Sportgucken einlädst, werdet ihr auch ohne Bier und Mixgetränke euren Spaß haben. (Ein Bier in der Hand stört sowieso nur beim Klatschen, Jubeln und Anfeuern - es hat also Vorteile, dass du zufällig mal nicht deinen Lieblingsdrink in Händen hältst.)

Egal, ob ihr am liebsten Fußball, Basketball oder Eishockey guckt, bitte deine Clique, sich in Trikots ihres Teams oder ihres Lieblingsspielers zu kleiden, da kommt doch gleich richtig Stimmung auf! Fahre zum Spiel wie gewohnt Chips, Burger, Frikadellen oder Chickenwings auf, nur gibt es dazu halt Sprudel und Cola. Extra-Kreativitätspunkte gibt es für Snacks, die aus der Region deines Teams/des Gegners kommen: Tapas beim Champions-League-Spiel gegen Barcelona, Pizza beim Spiel gegen den SSC Neapel. Bald sind deine Gäste satt und zufrieden, ganz ohne Alkohol. Versprochen!

Lust auf eine Wette? Dann wettet ganz nüchtern, nicht nach ein paar Bierchen.

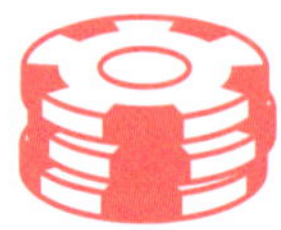

Denn Alkohol lässt dich übermäßig selbstbewusst werden, du schätzt deine Chancen falsch ein. In nüchternem Zustand kannst du deine Gewinnchancen besser beurteilen. Auch wenn du normalerweise nicht gern um Geld wettest, kannst du immer um die Ehre wetten – oder darum, wer die erste Runde bezahlen muss, wenn dein trockener Monat vorbei ist.

Ein Hoch auf die Golden Globes

Rolle den roten Teppich für diese berühmte Show aus, die jeden Januar stattfindet. Wenn du ein Filmfan bist, interessiert dich wahrscheinlich, welche deiner Lieblingsstars einen Preis bekommen (oder leer ausgehen). Lade doch ein paar Freundinnen und Freunde zu einer Party ein und schaut euch die Gala gemeinsam an. Interaktiver machst du das Ganze, indem ihr ebenfalls abstimmt und euren Favoriten vom heimischen Wohnzimmer aus symbolisch einen Pokal überreicht. Greift das Thema des Abends auf und vereinbart, euch alle als Figuren aus den nominierten Filmen zu verkleiden – oder werft euch richtig in Schale wie die Promis. Statt bei häufig wiederkehrenden Phrasen jeweils einen Shot zu kippen (»Ich möchte … danken«, »Welchen Designer tragen Sie?« …), verteilst du ganz Dryathlon-gerecht goldene Sternchen.

Auch kulinarisch kannst du beim Thema »Globes« bleiben und kugelförmige Speisen reichen. Fleischbällchen, Arancini (Reiskugeln) und Falafel eignen sich als Hauptspeisen, Eiskugeln und Schokokugeln als Desserts. Natürlich kommt kein Filmabend ohne Popcorn aus, das musst du also unbedingt zum Knabbern im Haus haben.

PROFI-TIPP: LASS EISCREME MIT ALKOHOL (ZUM BEISPIEL AMARENA-KIRSCH) WEG UND SERVIERE ANDERE SORTEN, UM DEINEN MONAT KOMPLETT ALKOHOLFREI ZU HALTEN.

Andere Feiertage im Januar

Wie in allen anderen Monaten werden auch im Januar die kuriosesten Gedenk- und Feiertage begangen. Am 14., dem Welttag der Logik, darfst du dich in dein Enterprise-Kostüm zwängen, dir Spitzohren ankleben und Spock spielen - natürlich ohne Alkohol, den der Vulkanier sowieso entrüstet zurückweisen würde. Am 13. feiern die Schweden Knut, inzwischen auch hierzulande bekannt als der Tag, an dem Tannenbäume aus Fenstern fliegen. (Tipp für Spaziergänge: robusten Regenschirm nicht vergessen - und absolut nüchtern bleiben, um rechtzeitig reagieren zu können!)

Keine »Burns-Nächte«!

Wenn du Schotte oder Schottin bist, schottische Wurzeln hast, schottische Traditionen bewunderst oder gerade Schottland besuchst, bist du am 25. Januar vielleicht versucht, an einer »Burns-Nacht« teilzunehmen. Diese Nacht wird in ehrendem Gedenken an den Dichter Robert Burns ausgerichtet. Zu essen gibt es traditionell Haggis (Schafsinnereien, unter anderem Magen, Lunge, Leber), den man ebenso traditionell mit jeder Menge Whisky runterspült. Natürlich kannst du zu einer solchen Veranstaltung gehen, ohne etwas zu trinken, oder deinen ganz privaten Gedenkabend einlegen, ganz ohne Spirituosen. Sollte dir der Termin nicht passen, darfst du auch an jedem anderen Abend des Monats einen Lyrikabend veranstalten. Du und deine Gäste könntet Burns' Gedichte vortragen, Gedichte zu bestimmten Themen oder sogar eigene Texte.

BRETTSPIELE

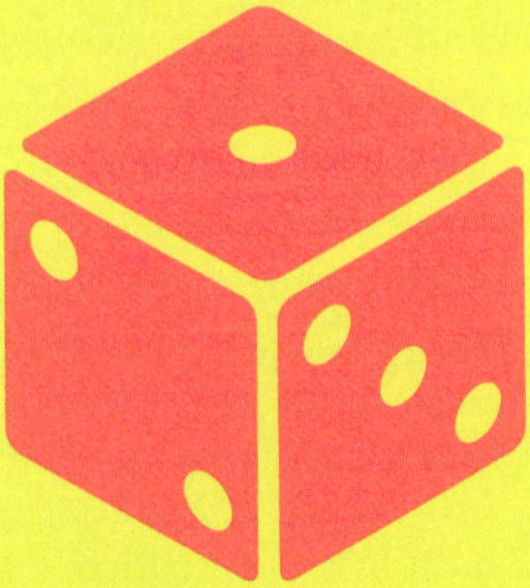

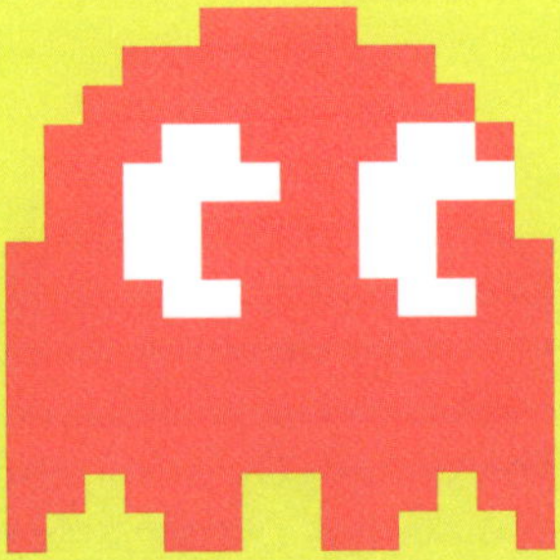

ARCADE-SPIELE

FERNSEH-
PHRASEN

«

Mögen die (alkoholfreien) Spiele beginnen!

Mit Spielen lässt sich noch der längste Monat auf angenehme Weise verbringen. Triff dich mit Freundinnen und Freunden zu Karten- oder Brettspielen, tretet in Spielhallen gegeneinander an oder geht gemeinsam ins Stadion, um den Profis zuzusehen. Sollte es dich weiterhin nach anderen Spielen gelüsten – ich wage es kaum auszusprechen: Trinkspielen –, dann darfst du dich gern weiter damit amüsieren, nur trinkst du halt Sprudel statt Wodka. Im Ernst; du spielst wie gewohnt mit den anderen (zu Hause, in Bars oder auf Partys), musst nicht auf die Gesellschaft deiner Gang verzichten, und alle haben ihren Spaß. Nur du halt nüchtern. Das ist an sich schon ein Gewinn!

FERNSEHPHRASEN

In der traditionellen Version dieses Spiels müssen die Teilnehmenden jedes Mal einen Shot trinken, wenn ein bestimmter Satz (»Harry, fahr den Wagen vor!«) oder ein vorher vereinbartes Wort fällt. In der Fitnessversion des Spiels muss man jedes Mal einen Liegestütz machen, eine Kniebeuge oder einen Klimmzug (falls möglich).

MONTAGSMALER

Bei diesem Spiel treten zwei Mannschaften gegeneinander an, die abwechselnd Begriffe oder Dinge zeichnen und erraten sollen. Ein Teammitglied bekommt ein geheimes Wort genannt, das es dann zeichnen soll. Seine Mannschaft muss den Begriff innerhalb eines festen Zeitlimits erraten. In der alkoholischen Version des Spiels muss die Verlierer-Mannschaft jeder Runde einen Shot trinken. In der Dry-Challenge-Version gelten die gleichen Regeln – fast. Nur ersetzt ihr das Schnapsglas gegen ein Glas Sprudel, Limonade oder Cola. Alternativ könnt ihr auch um kleine Geldbeträge spielen.

ICH HABE NOCH NIE

Jetzt wird es interessant. Nacheinander machen die Mitspielenden Geständnisse: »Ich habe noch nie …« Hat irgendeiner der Mitspielenden das auch noch nie gemacht, muss die oder der Gestehende einen Schluck trinken. Doch wie wäre es, stattdessen von Verlierer oder Verliererin eine Mutprobe zu verlangen, die nichts mit Alkohol zu tun hat?

Schlage eine Mutprobe vor, die nichts mit Trinken zutun hat.

GESCHICKLICHKEITSSPIELE

Für Spiele wie Mikado, Twister und Jenga braucht man das nötige Equipment. Nacheinander sind die Teilnehmenden an der Reihe. Die Aufgabe wird immer schwieriger, bis schließlich jemand einen Fehler macht und sich ein Stäbchen bewegt/jemand umfällt und alle anderen mit sich reißt/der Turm zusammenfällt. In der Alkoholversion muss der Schuldige einen Schnaps trinken. Im trockenen Januar muss die Verliererin eine Pflicht erfüllen, eine kleine Strafe zahlen oder ein peinliches Geständnis ablegen.

FLIP CUP

Beliebt zum Vorglühen vor einem Stadionbesuch, auf Partys und auf Veranstaltungen im Freien (weil zwangsläufig eine Sauerei entsteht). Bei der traditionellen Version stellen sich die beiden Mannschaften an zwei gegenüberliegenden Seiten eines Tisches auf. Vor allen Spielenden steht jeweils ein Becher mit einem alkoholischen Getränk. Und alle Spielenden eines Teams stehen jeweils einem Kontrahenten oder einer Kontrahentin des anderen Teams gegenüber. Die beiden ersten Spielenden in der Reihe trinken so schnell wie möglich ihre Becher leer. Anschließend stellen sie ihn mit der Öffnung nach oben an die Tischkante und müssen ihn so lange »flippen«, bis er mit der Öffnung auf dem Tisch landet. Sobald eine Spielerin, ein Spieler das geschafft hat, ist der oder die Nächste aus dem Teaman der Reihe, bis eine Mannschaft als Erstes fertig ist. Dieser Trinkspiel-Klassiker lässt sich auch ganz ohne Alkohol spielen. Ihr müsst nur Energydrinks, Limonaden oder Ähnliches in die Becher füllen statt Bier. Ach, und die Mannschaft, die verloren hat, muss die Sauerei wegputzen.

WASSER-PONG

Beim Bier-Pong kommt natürlich kein Wasser zum Einsatz, sondern, du hast es erraten, Bier. Bei diesem traditionellen Partyspiel versuchen zwei Teams, Tischtennisbälle über einen langen Tisch in eines von sechs bis zehn mit Alkohol gefüllten Gläsern hüpfen zu lassen. Trifft ein Team, wird das Glas weggenommen und die andere Mannschaft muss es austrinken (ohne den Tischtennisball). Während deines trockenen Monats hydriert euch dieses Spiel viel besser – mit H_2O. Die Verlierermannschaft muss den Tisch für die nächste Runde vorbereiten. Zusätzliche Spannung kommt auf, wenn ihr Wetten abschließt!

Spontane Treffen ohne Anlass

Statistisch betrachtet wird diesen Monat aber weder ein Backwettbewerb noch eine Babyfeier stattfinden. (Statistisch betrachtet wirst du diesen Monat auch genau null Schlucke Alkohol trinken.) Die Golden Globes sind dir zu spät in der Nacht, und Sport interessiert dich auch nicht? Sprechen dich nicht einmal Cupcake-Partys oder Mottoabende an? Kein Problem! Egal, was dich interessiert und wie voll dein Kalender ist: Du brauchst keinen besonderen Anlass, um dich mit Freundinnen zum Brunchen zu verabreden, zum Mittag- oder Abendessen. Hast du keine Lust, selbst eine aufwendige Party zu organisieren? Dann lade einfach spontan deine Kumpels ein! Ruf sie an, schreibe ihnen Nachrichten oder schicke meinetwegen Rauchzeichen, wenn du am liebsten so kommunizierst. Egal, was du veranstaltest, egal, wie spontan, tu es einfach und genieße es!

Es geht allein darum, Freundinnen und Freunde zu treffen, unter Menschen zu kommen, standhaft zu bleiben und sich so gut wie möglich zu amüsieren. Vergiss nie: Du darfst zwar nicht trinken, aber die alkoholfreien Versionen deiner Lieblingsgetränke bleiben natürlich erlaubt. Oft genug schmecken die fast wie das Original. Anregungen und Rezepte für ein paar trinkwürdige Mocktail-Klassiker findest du ab Seite 186.

Bake It ’til You Make It

Anstatt auf Partys zu gehen, wo sich alles um Alkohol dreht und dich nur in Versuchung führt, kannst du auch selbst Themenabende organisieren, völlig alkoholfrei und ganz ohne Partyfass, Pinot und Pisco Sour!

Ideen für Veranstaltungen, die der Knaller sind, auf der aber keine Korken knallen, findest du im Internet (etwa bei Pinterest). Eine Checkliste, was du für einen Backwettbewerb brauchst, findest du auf der folgenden Seite. Schließlich wirst du dich mit einem Backwettbewerb vermutlich wohler fühlen als mit einem Mocktail-Wettmixen. Ahh, herrlich, diese zuckrigen, buttrigen Genüsse! Verboten gut, aber diesen Monat nicht verboten! Möglicherweise haben deine Hilfstruppen weder vom Backen noch vom Mixen nicht-alkoholischer Drinks eine Ahnung? Dann gibt es halt nicht ganz so gute Sachen zu kosten, dafür aber umso mehr zu lachen!

Zur Anregung habe ich mir ein paar leckere Rezepte von Breads Bakery in New York City geben lassen.

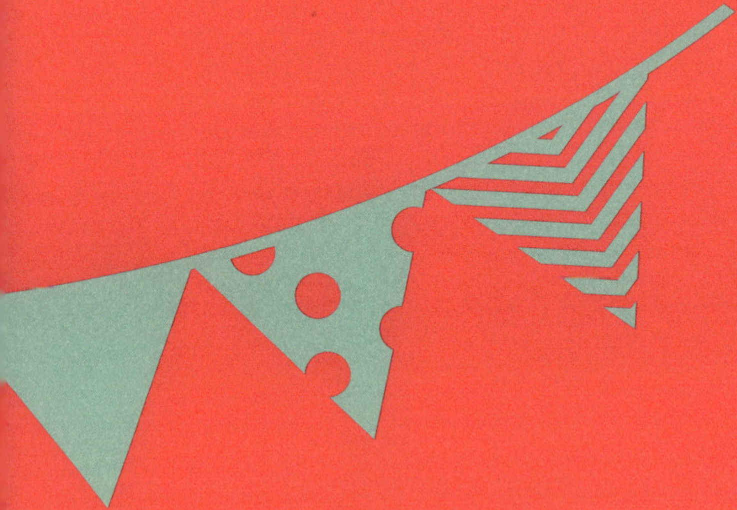

Einkaufsliste für einen Backwettbewerb zu Hause, ganz ohne Alkohol

WAS WILL ICH BACKEN? (Rezepte folgen)

[ ] Challah (jüdischer Brotzopf)
[ ] Brownies
[ ] Cookies

GETRÄNKE

[ ] Kuh-, Hafer- oder Mandelmilch (je nach Geschmack)
[ ] Wasser
[ ] Sprudel
[ ] Tee
[ ] Kaffee
[ ] Zutaten für Mocktails (Rezepte ab Seite 186)

BESTECK

[ ] Messer
[ ] Gabeln

DEKO

[ ] Servietten (zum Beispiel mit Cupcake-Design)
[ ] Kerzen (in Form kleiner Törtchen)
[ ] Ballons mit Streuseln

Challah

(ERGIBT DREI LAIBE)

Ein köstlicher Brotzopf für Gäste, die nicht so auf Süßes und Zuckerschocks stehen. Schmeckt zu jeder Tageszeit, selbst zum Frühstück (wo du Mimosas gar nicht vermissen wirst).

PROFI-TIPP: EINE EXTRAFLUFFIGE MORGENLECKEREI BEKOMMST DU, WENN DU ARME RITTER AUS DEM BROT MACHST!

FÜR DEN TEIG:

360 ml Wasser
¾ Würfel frische Hefe
750 g gesiebtes Mehl
2 große Eier
75 g Zucker
1 EL Salz
60 ml Sonnenblumenöl oder geschmolzene Butter

FÜR DIE GLASUR:

1 verquirltes Ei
Sesam- und Mohnsamen

1. Das Wasser in eine Schüssel geben und die Hefe darin zerkrümeln. Nacheinander Mehl, Eier, Zucker, Salz und Öl (in dieser Reihenfolge) hinzugeben.
2. Mit den Knethaken eines Handmixers 4 Minuten lang auf niedriger Stufe kneten, bis sich die Zutaten vermischt haben, dann auf mittlere Stufe schalten und weitere 5 Minuten lang kneten, bis ein weicher, glatter Teig entstanden ist.
3. Den Teig auf einer mit Mehl bestäubten Arbeitsfläche zu einer Kugel rollen. Diese in eine mit Mehl bestäubte Schüssel legen, mit

einem Geschirrtuch abdecken und bei Raumtemperatur etwa 40 Minuten lang gehen lassen, bis die Teigkugel doppelt so groß geworden ist.

4. Ein Backblech mit Backpapier auslegen. Den Teig mit einem Messer in drei gleiche Teile schneiden und diese Teile wiederum in Drittel (es entstehen neun gleiche Teile). Für jeden Laib drei Teile zu Würsten von jeweils etwa 25 Zentimeter Länge rollen. Jeweils drei Würste an einem Ende verbinden und zu einem Zopf flechten.

5. Die fertigen Laibe aufs Backpapier legen, mit einem Geschirrtuch bedecken und etwa 35 Minuten bei Zimmertemperatur gehen lassen, bis sie doppelt so groß geworden sind.

6. Währenddessen den Backofen auf 220 °C (Ober-/Unterhitze) vorheizen.

7. Ein Ei verquirlen und den fertig aufgegangenen Teig vorsichtig damit bestreichen. Großzügig mit Sesam- und Mohnsamen bestreuen.

8. Etwa 25 Minuten lang backen, bis das Brot goldbraun ist.

9. Aus dem Ofen holen und abkühlen lassen.

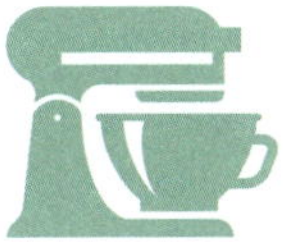

Brownies ohne Mehl

(ERGIBT 1 KLEINES BLECH)

Ob du dich nach einer langen Woche selbst verwöhnen möchtest oder spontan etwas zu feiern hast, du brauchst dafür keinen Alkohol. Vergiss Rumkugeln und Rumrosinen-Eis zum Dessert, bleibe alkoholfrei und genieße trotzdem!

290 g Zartbitterschokolade (70 % Kakao)
185 g Butter
4 große Eier
215 g Zucker
140 g Maisstärke
175 g Kartoffelstärke
1 TL Backpulver

1. Ein Backblech auf mittlerer Höhe in den Ofen schieben und diesen auf 175 °C (Ober-/Unterhitze) vorheizen. Die Wände einer Brownie-Backform (etwa 24 × 24 Zentimeter) oder eines kleinen Blechs einfetten und den Boden mit Backpapier auslegen.

2. Die Schokolade im Wasserbad schmelzen.

3. Butter in einer kleinen Pfanne zergehen lassen. Sofort vom Herd nehmen, sobald sie zu köcheln beginnt, und in die geschmolzene Schokolade geben. Mit einem Schneebesen 3 Minuten lang rühren. Danach zur Seite stellen.

4. Eier und Zucker in eine Schüssel geben und mit den Quirlen eines Handmixers 2 Minuten lang schlagen. Danach die Schokoladenmischung langsam dazugeben und 3 Minuten lang auf niedriger Stufe untermischen.

5. In einer zweiten Schüssel Maisstärke, Kartoffelstärke und Backpulver mit den Händen oder einem Löffel sehr gründlich miteinander vermischen. Anschließend die Schokoladenmischung hinzugeben und weitere 2 Minuten lang auf niedriger Stufe mixen, bis ein einheitlicher Teig ohne Klumpen entstanden ist.
6. Den Teig in die Backform geben und mit einem Teigschaber gleichmäßig verteilen.
7. In den Ofen stellen und die Temperatur des Ofens sofort auf 165 °C herunterdrehen. 15 bis 18 Minuten backen, bis der Kuchen oben fest, aber innen noch leicht matschig ist. Die Oberseite sollte nicht mehr glänzen oder feucht wirken.
8. Vollständig auskühlen lassen und in kleine Vierecke schneiden.

Cookies mit Schokoladenstückchen

(ERGIBT ETWA 36 COOKIES)

Eine Reminiszenz an glückliche Kindheitstage! Statt ein Menü mit dazu passenden Weinen zu genießen, trinkst du einfach ein Glas Milch zu diesen Cookies, denn nichts anderes brauchst du als Begleitung für diesen süßen Imbiss! Egal, ob du Kuh-, Mandel, Soja-, Hafer- oder sonst eine Milch trinkst, tunke den Cookie hinein und schwelge in Kindheitserinnerungen.

PROFI-TIPP: RESTTEIG KANNST DU BIS ZU DREI MONATE LANG EINFRIEREN UND SPÄTER VERWENDEN. TAUE IHN ABER VOLLSTÄNDIG AUF, BEVOR DU IHN BACKST.

520 g Mehl (Type 405)
340 g gehackte Zartbitterschokolade
340 g gehackte Vollmilchschokolade
4 große Eier
135 g Zucker
195 g brauner Zucker
85 g gehackte weiße Schokolade
255 g Butter
1 EL Mehl (Type 550)
2 TL Backpulver
1 ¾ TL Salz

1. Den Backofen auf 150 °C (Ober-/Unterhitze) vorheizen. Ein großes Blech mit Backpapier auslegen.
2. 1 EL Mehl (Type 550) mit der gehackten Schokolade mischen und zur Seite stellen.
3. Zucker, braunen Zucker und Butter in eine Schüssel geben und mit dem Handmixers 10 Minuten auf hoher Stufe schlagen. Mit einem Löffel oder Teigspatel die Wände der Schüssel und die Quirle des Mixers abstreifen, dann noch einmal 1 Minute auf hoher Stufe mixen.

4. Die Eier einzeln nach und nach dazugeben und auf niedriger Stufe mit dem Handmixer unterrühren. Sind alle Eier untergemischt, Schüssel und Quirle des Mixers mit dem Teigspatel abschaben und 1 weitere Minute auf niedriger Stufe mixen.
5. In einer eigenen Schüssel Mehl (Type 405), Backpulver und Salz vermengen. Danach ein Drittel der Mischung in die Rührschüssel zur Eier-Butter-Zucker-Mischung geben und auf niedriger Stufe verquirlen, bis die trockenen Zutaten vollständig untergemischt sind. Dann mit den nächsten beiden Dritteln der trockenen Zutaten wiederholen. Schüssel und Quirle des Handmixers mit dem Teigspatel abschaben und weitere 30 bis 60 Sekunden auf niedriger Stufe verquirlen, bis alles gut vermischt ist.
6. Die Schokoladen-Mehl-Mischung langsam untermischen und 30 Sekunden lang auf niedriger Stufe verquirlen. Den Mixer abschalten und den Teig per Hand kneten, bis alles gut vermischt ist.
7. Den Teig zu Kugeln mit etwa 3 Zentimeter Durchmesser formen und mit viel Abstand auf das Backpapier legen. Dann 15 bis 18 Minuten backen, bis die Cookies am Rand goldbraun und knusprig sind. In der Mitte sollten sie ein wenig angeschwollen und noch weich sein. Nach der Hälfte der Zeit das Backblech wenden, sodass die hinteren Cookies jetzt vorn sind.

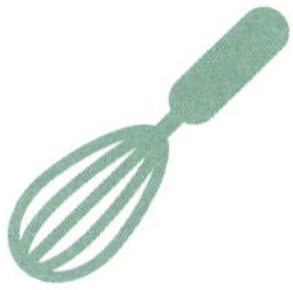

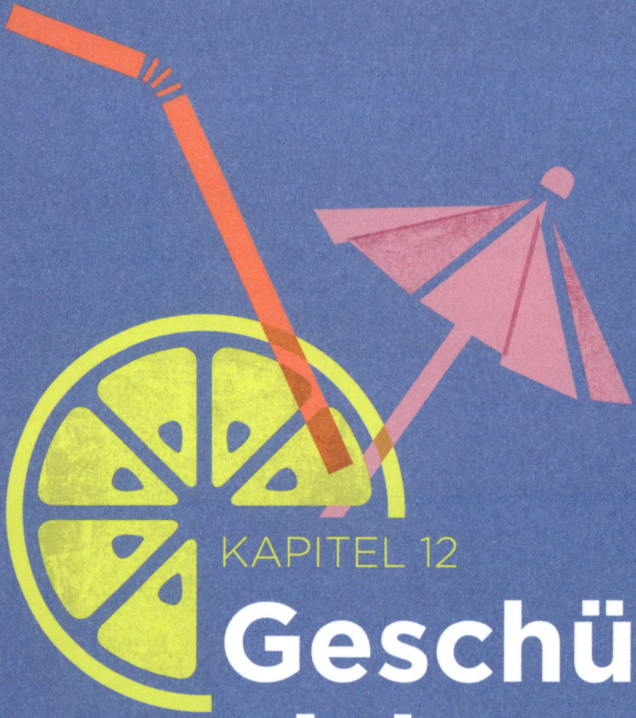

KAPITEL 12

Geschüttelt, nicht gerührt (und ohne Schuss)

Liebst du den Geschmack eines tollen, ausgewogenen Cocktails oder eines eiskalten Biers, möchtest aber auf Alkohol verzichten? (Vielleicht, weil du dich inmitten eines trockenen Monats befindest und dein Recht auf Nüchternheit weiter ausübst?) Kein Problem, gemixte, geschüttelte, gerührte oder gezapfte nicht-alkoholische Getränke sind weiter erlaubt. (Halleluja!)

Werde kreativ, mixe deine eigenen Cocktails, bestelle in Bars und Restaurants alkoholfreie Drinks oder kaufe dir bleifreies Bier und alkoholfreien Wein in Geschäften oder online.

Selbst machen

Mocktails (alias nicht-alkoholische Cocktails) sind Getränke, die wie Cocktails schmecken, aber keine Spirituosen (beziehungsweise Wein oder Bier) enthalten. In vielen alkoholfreien Mischungen stecken die gleichen Zutaten (ohne die Spirituosen natürlich), die man auf den meisten Cocktailkarten findet: Früchte, Säfte, Fruchtmark, Eis, Sirup und Tonic Water – wobei du, ganz nach Geschmack, noch weitere hinzufügen kannst. Dekoriere deine Kreation vor dem ersten Schluck mit einer lustigen, leckeren und fotogenen Garnitur. Tobe dich aus, mit Zimtstangen, kandiertem Ingwer, Apfelscheiben, Orangenschalen oder sogar Silberzwiebeln (abhängig vom Cocktail; hebe dir die Silberzwiebeln vielleicht für die nicht-verkaternde Virgin Mary auf).

Während des Trinkens wirst du nicht betüddelt, vielleicht möchtest du aber ein Foto oder zwei schießen – ach was, du kannst auch ein ganzes Fotoalbum machen! Lade die Bilder auf den sozialen Medien hoch, wenn du magst. Vergiss aber nicht den Hinweis auf deinen trockenen Januar, um deine Hilfstruppen nicht zu schockieren. Damit zeigst du, dass du dein Versprechen weiter einhältst. Diese alkoholfreien Getränke werden so lecker aussehen, dass einige sonst denken könnten, du wärst dem Lockruf des Tequila erlegen!

Inzwischen gibt es eine ganze Reihe von Büchern, die zeigen, wie man nicht-alkoholische Cocktails mischt, vorbereitet und serviert. Noch beliebter sind Websites rund um Ernährung, Getränke und Lifestyle. Dort findest du Artikel mit köstlichen, erfrischenden und befriedigenden alkoholfreien Cocktails und Punschen. Frage deine Lieblingssuchmaschine und lasse dich von den zahllosen Vorschlägen und Optionen überwältigen (im positiven Sinn). Oder du schlägst zur Inspiration Seite 186 auf.

Außer wenn du lieber nach Gefühl mischst (alias aufs Geratewohl loslegst), brauchst du unbedingt einen Messbecher. Auch beim Mixen alkoholfreier Cocktails ist ein Messbecher dein bester Freund. Nur mit ihm bekommst du die Mengenverhältnisse richtig hin – und damit die Balance und den Geschmack.

Weitere hilfreiche Utensilien sind:

Cocktail-Shaker: Ein Shaker ist ein Mixbecher für die Zubereitung von Cocktails. Er besteht aus zwei Teilen: einem Metallbecher und einem Deckel beziehungsweise einem Mixglas, das als Deckel dient.

Metallbecher: Der untere Teil eines Shakers, der auch einzeln verwendet werden kann.

Barsieb: Nachdem die Zutaten des Drinks mit Eis in einem Shaker geschüttelt wurden, seiht man sie durch ein Barsieb ins Glas, wodurch Eisstücke abgesondert werden.

Stößel: Dient zum Zerquetschen/Ausdrücken von Zutaten wie Früchten, zum Beispiel Limetten.

Barlöffel: Teelöffel mit laaaangem Stiel.

Eiskübel: Ein Kübel, der dein Eis enthält.

Es gibt noch weitere Instrumente zur Herstellung von Cocktails, aber das sind die wichtigsten.

Auch beim Mixen
alkoholfreier Cocktails
ist ein

Mess-
becher

dein bester Freund.

PROFI-TIPP: **NICHT-ALKOHOLISCHE SANGRIA SORGT DAFÜR, DASS DU MEHR VITAMINE ZU DIR NIMMST, AUSSERDEM LASSEN SICH MIT IHR LOCKER GRÖSSERE MENGEN AN GÄSTEN VERSORGEN, DIE GEKOMMEN SIND, UM DIE ERSTE ÜBERSTANDENE WOCHE OHNE ALKOHOL ZU FEIERN (ODER EINFACH, WEIL DIENSTAG IST). NIMM ZUM BEISPIEL ERDBEEREN, TRAUBEN, ORANGEN, LIMETTEN ODER ZITRONEN, UM DIESEN KÖSTLICHEN, AROMATISCHEN UND SEHR HÜBSCHEN SPANISCHEN PUNSCH ZUZUBEREITEN.**

Nachdem du ein paar bewährte Mocktails ausprobiert hast, kannst du dich auch austoben und selbst welche kreieren! Wie beim Kochen und Backen darfst du bestehende Klassiker abwandeln oder einfach neue (total alkoholfreie) Rezepte erfinden!

PROFI-TIPP: **VERPASSE DEINEN NEUEN KREATIONEN WITZIGE NAMEN. LASSE DEINER FANTASIE DABEI RUHIG FREIEN LAUF. DU KANNST DEINEN UREIGENEN COCKTAIL NACH EINER HAUPTZUTAT BENENNEN (»BLUEBERRY FIELDS«) ODER AUF DEINE CHALLENGE VERWEISEN – »IST SCHON TROCKENER JANUAR?«, »THIRSTY 31« ODER »TROCKENER DAIQUIRI«, »MOCKTAIL MASH«, »WO IST MEIN MOCKTAIL, DUDE?« ODER »NOCH 12 TAGE«. HAUPTSACHE, DER NAME IST LUSTIG ODER ORIGINELL.**

MIT ODER OHNE KOHLENSÄURE, ABER IMMER OHNE ALKOHOL

Schneller geht das Mixen, wenn du im Laden oder im Internet fertige Cocktailmischungen kaufst. Es gibt fertig gemischte Virgin Marys, Daiquiris und andere Cocktails – du darfst aber natürlich nur welche ohne Alkohol nehmen und natürlich auch keine Spirituosen zu deinem Einkaufskorb hinzufügen.

- Fevertree und Q Drinks bieten Mischungen für traditionelle Cocktails an, die sich aber durchaus zur Ergänzung von nicht-alkoholischen Getränken verwenden lassen (schließlich enthalten sie null Alkohol).
- Obwohl Spirituosen die Grundlage (und Hauptzutat) traditioneller Cocktails sind, ersetzen nicht-alkoholische Drinks Bourbon, Gin, Mezcal und Co. durch bleifreie Zutaten und Produkte wie Curious

Elixirs oder Seedlip – oder einfach durch Tees, stilles, kohlensäurehaltiges oder destilliertes Wasser.

> In **Curious Elixirs** stecken Kräuter, Rinden, Gewürze, Wurzeln und pflanzliche Extrakte sowie Biofruchtsäfte. Das Ergebnis ist ein leicht moussierendes, aromatisches Getränk ohne Zuckerzusatz, Gluten, Milchprodukte, Nüsse oder Alkohol! Es gibt sie in einer ganzen Reihe von Geschmäckern; im Internet findest du auch Rezepte dazu. Das sollte für einen Monat alkoholfreier Abwechslung locker reichen!
>
> **Seedlip** ist eine destillierte, aber alkoholfreie Spirituose für die Verwendung mit Tonic Water oder in Mocktails als Alternative zu Gin. Seedlip enthält nicht nur keinen Alkohol, sondern auch keine Kalorien und keinen Zucker. Er kommt zwar aus Großbritannien, ist über das Internet aber auch hierzulande erhältlich. In einigen Top-Bars und Sternerestaurants wird Seedlip bereits ausgeschenkt, vielleicht auch bald in deiner Nähe?
>
> **Kin Euphorics,** ein weiteres alkoholfreies Getränk, kam 2018 auf den Markt. Es enthält Adaptogene, Nootropika und pflanzliche Extrakte (statt alkoholischer Komponenten) und verspricht, die Stimmung zu verbessern. High Rode (alias Hibiscus rhodiola) weist Noten von erdigen Blüten auf, herbe Zitrusnoten und wärmende Gewürznoten. Auf Eis oder mit Mineral- oder Sodawasser gemischt, darf es von Volljährigen genossen werden (solange sie nicht schwanger sind, schwanger werden wollen oder stillen).

- Auch große Konzerne versuchen, sich eine Scheibe des Marktes für alkoholfreie Getränke zu schnappen. Im Januar 2019 (genau, rechtzeitig für den Dry January), stellte Coca-Cola auf seinem Heimatmarkt in Atlanta BAR NØNE vor, eine Reihe alkoholfreier, von Cocktails inspirierter Getränke, um den Markt zu testen. Auch etliche Bierkonzerne drängen auf den Markt alkoholfreier Getränke (mehr dazu auf Seite 182).
- Getränke mit Cannabidiol (bekannter als CBD) werden immer beliebter. CBD soll gegen Angstzustände und Schlaflosigkeit wirken. Manche Marken versetzen Mineralwasser, Tee und Kaffee mit CBD. Du

kannst aber auch einfach CBD-Öl kaufen und (mit der Pipette) in nicht-alkoholische Getränke deiner Wahl geben.

Ran an die Bar (aber nicht den Schnaps)

In Großbritannien gehört der Dry January mittlerweile schon zur Popkultur, hierzulande ist er noch unbekannter. Zumindest in den USA haben sich viele Bartenderinnen und Beverage Directors (das sind Menschen, die Getränkekarten planen) aber schon auf die Bewegung eingestellt und bieten im Januar kreative Drinks und Versionen der Klassiker ohne jeden Alkohol an. Viele berühmte Bars stocken auch ihre Bestände an alkoholfreiem Bier und Wein auf, bevor der Januar losgeht. Wahrscheinlich sehen wir diesen Trend auch bald in Europa.

NÜCHTERNE ZUSTÄNDE

Bars und Lounges mit einer anständigen Mocktail-Karte machen es ihren Gästen zwar leichter, auf Alkohol zu verzichten, aber nicht auf die Gesellschaft anderer Menschen. Das sorgt für zusätzlichen Umsatz, der sonst weggefallen wäre.

Selbst der Sündenpfuhl Las Vegas hat sich mittlerweile auf Gäste eingestellt, die nüchtern bleiben wollen. The Dorsey, eine schicke Cocktaillounge auf der Casinoetage des Venetian Hotel, bietet ganz selbstverständlich auch nicht-alkoholische Getränke an. »Alkoholfreie Optionen machen Bars inklusiver für alle Gäste und ihre Vorlieben«, erklärt Juyoung Kang, Chef-Bartenderin von The Dorsey (ihr Rezept für eine nicht-alkoholische Gartenparty findest du auf Seite 187). Mit Kinderpunsch, Cranberry-, Orangen- und Ananassäften ist es aber längst nicht mehr getan. Sie erzählt:

»Wir lassen unsere Fantasie spielen und benutzen manchmal Methoden aus dem Labor, um Drinks ganz außergewöhnlich zu machen.«

Auch Otium, ein modernes Restaurant im Zentrum von Los Angeles, berücksichtigt jedes Jahr die Bedürfnisse der Dryathleten und -athletinnen. Drei Drinks auf der Cocktailkarte werden auch in alkoholfreien Alternativen angeboten, mit destillierten, aber alkoholfreien Spirituosen, während zwei weitere Drinks von vornherein alkoholfrei konzipiert wurden. Gäste können auch die *bartender's choice* (»Empfehlung des Hauses«) bestellen, einen alkoholfreien Überraschungsdrink aus aktuell marktfrischen Zutaten.

»Wir legen großen Wert darauf, abstinente Gäste mit dem gleichen Respekt zu behandeln wie alle anderen«, erklärt Chris Amirault, der Bar Program Director des Otium. »In alkoholfreie Cocktails sollte ebenso viel Mühe und Kreativität fließen wie in alkoholhaltige.«

Amirault erzählt, die 31 trockenen Januartage seien in der Branche ein gewaltiger Trend geworden, vor allem im Großraum Los Angeles.

»Enthaltsame Gäste bestellen viel eher nicht-alkoholische Getränke, wenn sie das Gefühl haben, die Bartender würden sich auch um ihre Bedürfnisse kümmern«, sagt Amirault. Ihm zufolge lässt der trockene Januar die Nachfrage nach nicht-alkoholischen Getränken »erheblich« steigen. »Viele Angelenos legen großen Wert auf einen pfleglichen Umgang mit ihrem Körper. Der trockene Januar bietet die perfekte Gelegenheit, innerlich Bestand aufzunehmen, die Reset-Taste zu drücken und sich wieder neu auf das zu besinnen, was wirklich zählt. Ein alkoholfreier Monat ist eine tolle Gelegenheit dafür.«

50 PROZENT MOCKTAILS, 50 PROZENT COCKTAIL, 100 PROZENT DER ZEIT

In einigen Barbetrieben gehören Mocktails traditionell zu den Hauptattraktionen. Vena's Fizz House in Portland (Maine) ist eine Cocktail-/Mocktail-Bar und ein Mixologie-Shop, wo alkoholische und nicht-alkoholische Getränke seit jeher gleich viel Raum auf der Karte einnehmen. Dort bekommt man zum Beispiel Fizzes, Old Fashioned Sippers, Limonaden, Lime Rickeys, Seedlip-Mocktails, Kräuter-Spritzgetränke, Mocktails mit pflanzlichen Extrakten und vieles mehr.

Bleifreie Bars

Inzwischen gibt es sogar Betriebe, die sich komplett auf alkoholfreie Getränke spezialisiert haben. In der Getaway Bar in Brooklyn enthalten die Mixgetränke alkoholfreie Spirituosen wie Seedlip, Trinkessig oder ausgefallene Limonaden und bieten so ein völlig neues Geschmackserlebnis. Natürlich enthält dort alles null Prozent Alkohol. Die alkoholfreie Listen Bar war anfangs nur eine Pop-up-Bar, hat sich inzwischen aber fest etabliert und öffnet einen Tag im Monat in Manhattans East Village. Die gesamte Getränkekarte enthält keinerlei Alkohol: Die Cocktails werden mit alkoholfreien Spirituosen gemixt, Bier und Wein sind alkoholfrei. Ambrosia Elixirs ist ein botanisches Café und eine Art Apotheken-Bar in Brooklyn, bekannt für seine selbst gemachten pflanzlichen Elixiere, Kräutertinkturen und Tonic Waters.

KAVA STATT CAVA

Kava (nicht zu verwechseln mit dem spanischen Schaumwein Cava) ist ein nicht-alkoholisches Getränk (ursprünglich aus der Südsee, auch »Rauschpfeffer« genannt), das beruhigend wirkt, Angstzustände mildert und die Entspannung fördert. Die Kava Lounge in San Francisco und die SquareRut Kava Bar in Austin (Texas) servieren den pflanzlichen Trank.

Alkoholfreie Getränke und nüchternes Zubehör kaufen

Klar, natürlich kann man Wasser trinken, um hydriert zu bleiben. Obstsäfte befriedigen mit ihrem Zucker die Schleckermäuler unter uns, liefern aber auch wichtige Vitamine. Vor allem bieten diese Getränke aber den Vorteil, dass wir etwas in Händen halten, während um uns herum die Happy Hour tobt. Neben Saft und Wasser gibt es aber auch Biere, Wein und Sekt, die genauso schmecken wie deine alkoholhaltigen Favoriten, aber keinen Alkohol enthalten und dein Vorhaben nicht sabotieren.

BLEIFREIE BIERE

Alkoholfreie Biere boomen; kleine und große Brauereien bringen immer mehr Sorten auf den Markt, die köstlich schmecken, aber nicht die Sinne verwirren. Inzwischen ist die Palette breit gefächert, es gibt wirklich alles auch ohne Alkohol, vom Pils bis zum dunklen Weißbier.

(PS: Trinke davon, so viel du magst, und trotzdem wirst du keine peinlichen Tweets absondern oder am nächsten Morgen verkatert aufwachen.)

Genau genommen, enthalten »alkoholfreie« Biere nicht mehr als 0,5 Prozent Restalkohol. Und obwohl »alkoholfreies« Bier als solches vermarktet wird, kann es technisch gesehen Spuren von Alkohol enthalten (weniger als 0,05 Prozent). Wenn du es also ganz genau nimmst mit deiner Challenge, musst du die Etiketten gut lesen!

»Alkoholfreies Bier wird im Grunde gebraut wie normales Bier, mit Wasser, Malz, Hopfen, Hefe, Gärung, bla, bla«, sagt Adam Vavrick, der Bierdirektor von The Publican, Publican Tavern und Publican Quality Meats in Chicago. »Bei der Gärung entsteht Alkohol, den wir dann wieder wegbekommen müssen!«

Er erklärt die drei wichtigsten Methoden, um Bier Alkohol zu entziehen: **Hitze**, **Umkehrosmose** und **Vakuumdestillation**. Diese lassen sich einzeln oder in Kombination anwenden. Jede Methode hat ihre Nachteile, hat sich aber bei der Herstellung alkoholfreier Biere bewährt.

Hitze: Alkohol hat einen niedrigeren Siedepunkt als Wasser, er verdampft, sobald das Bier eine Temperatur von mehr als 79 Grad Celsius erreicht. Das ist die traditionelle Methode. Im Grunde kannst du das zu Hause mit einem Brau-Set selbst nachmachen: Braue das Bier wie gewohnt (aber mit weniger Hopfen), lasse es gären und gib es hinterher wieder zurück in den Kessel. Erhitze es 30 Minuten lang auf etwa 80 Grad Celsius. Lasse es abkühlen und fülle es wie gewohnt in ein Fass ab. Die Option, das Bier in Flaschen abzufüllen, entfällt (außer du betreibst eine Brauerei), weil die Hefe sonst aus dem Restzucker einfach weiter Alkohol erzeugen würde. *Der Nachteil der Erwärmung besteht darin, dass sich dabei auch viele wunderbare Bieraromen verflüchtigen und das Endprodukt längst nicht mehr so gut schmeckt.*

Umkehrosmose: Das fertige Bier wird durch eine semipermeable Membran gepresst. Stell dir vor, du würdest eine Flüssigkeit durch ein Sieb mit sehr, sehr kleinen Löchern drücken. Diese Löcher sind so klein, dass fast nur Wasser und Alkohol durchpassen. Alle Proteine, Hopfenöle und so weiter schaffen es nicht hindurch und bleiben als Retentat zurück (ein wissenschaftlicher Ausdruck für Biermatsch). Wasser und Alkohol, die es durch die Membran geschafft haben (das Permeat), werden jetzt erhitzt, bis der Alkohol verdunstet (siehe oben), oder vakuumdestilliert (mehr dazu unten). Was danach übrig bleibt, wird wieder mit dem Retentat vermischt (wobei noch Wasser zugegeben werden kann), und fertig ist das alkoholfreie Bier. Im Grunde trennt man Bier- und Nicht-Bier-Teile, zieht ein Element (Alkohol) raus und mischt beides wieder. *Der Nachteil? Die Anlage ist teuer, der Prozess kompliziert.*

Vakuumdestillation: Der Prozess beruht ebenfalls auf Erhitzung, nur findet er in einem Vakuum statt, wodurch die benötigte Temperatur drastisch sinkt. Je stärker das Vakuum, desto niedriger der Siedepunkt von Ethanol. Die Überlegung dahinter: Dank des niedrigeren Siedepunkts bleiben mehr flüchtige Bestandteile (wie Hopfenöle) im Endprodukt erhalten. Diese Methode findet oft in Kombination mit der Umkehrosmose Anwendung, um den Prozess möglichst schonend zu machen. *Die schlechte Nachricht lautet: Es ist einiges an teurer Ausrüstung nötig, um ein genügend starkes Vakuum zu erzeugen.*

APFELMOST (OHNE LALLEN)

Most kann vergoren sein, aber das wollen wir mal schnell vergessen. Diesen Monat interessiert uns nur unvergorener Most, der durch Keltern von Äpfeln, Birnen oder Trauben gewonnen wird. In den USA kann man alkoholfreien Apfelmost mit Kohlensäure schon im Supermarkt kaufen, hierzulande muss man ihn noch im Internet bestellen. Marken wie Martinelli's bieten eine ganze Palette von Geschmacksrichtungen wie zum Beispiel Apfel-Cranberry, Apfel-Birne oder Apfel-Pfirsich an. Wenn dich Gelüste plagen, stellen diese prickelnden Moste eine tolle Alternative zu ihren alkoholhaltigen Brüdern oder Sekt dar.

ES IST ZEIT FÜR (ALKOHOLFREIEN) WEIN

Neben alkoholfreien Cocktails, Bieren und Mosten gibt es inzwischen auch eine ganze Latte von alkoholfreien Weinen, mit denen du während deiner 31-tägigen Challenge anstoßen darfst. Chardonnay oder Cabernet, aus Kalifornien oder Deutschland, in Eichenfässern oder Stahltanks gereift, bevor sie geklärt und gefiltert werden. Alkoholfreier Wein wird ganz traditionell hergestellt und hinterher einer Kaltfiltrierung unterzogen (mit Umkehrosmose, für alle, die es ganz genau wissen wollen), bei der ihm mehr als 99,5 Prozent des Alkohols entzogen wird.

Längst gibt es jede Menge gut gemachter alkoholfreier Weine aus den verschiedensten Ländern und Rebsorten. Alle, die prickelnde Weine mögen, können sich an alkoholfreiem Sekt und Prosecco laben, auch Roséweine sind inzwischen ohne Alkohol erhältlich.

Während herkömmlicher Wein, alkoholhaltiges Bier und Cocktails im trockenen Januar tabu sind, könntest du ja die vielen Alternativen erkunden, die es auf diesem Gebiet zu entdecken gibt. Mittlerweile kannst du sogar schon Shots kippen, die nicht besoffen machen! Vielleicht erlebst du einen Zucker-Rausch (je nach Zutaten deines Drinks), ansonsten bleibst du aber völlig nüchtern! Darauf ein Prosit!

NA DANN: PROST!

Ein Hoch auf alkoholfreie Cocktails!

Einen Monat lang musst du auf Cocktails verzichten ... aber nicht auf Mocktails! Die bleiben natürlich erlaubt. Die folgenden alkoholfreien, leckeren und durstlöschenden Kreationen kannst du zu Hause selbst mixen. Oder du jettest mal kurz über den Teich und probierst die Drinks in den Bars, aus denen sie stammen? Wie auch immer: Wohl bekomm's!

Stone Fruit Season

Selbst in Las Vegas kann man nüchtern bleiben. Evan Hosaka, Chef-Bartender im dortigen Electra Cocktail Club, ersann einen Cocktail im Tiki-Stil, der allen, die Mai Tais, Zombies oder Singapore Slings lieben, schmecken sollte.

ERGIBT: 1 GLAS
GLAS: COLLINS-GLAS

60 ml Ananassaft
30 ml Pfirsichmark
23 ml frischer Limettensaft
23 ml Honigsirup (5 Teile Honig, 1 Teil Wasser)
1 Pipette Hellfire Habanero Shrub

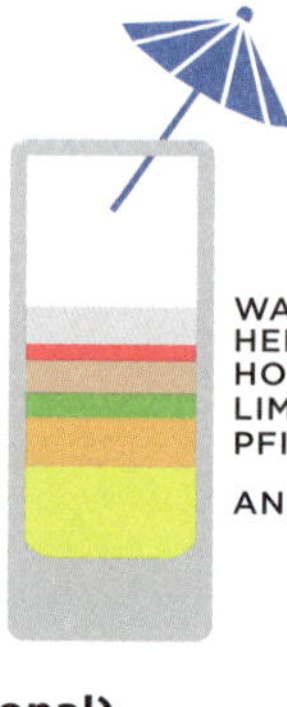

Crushed Ice
1 Spritzer Soda- oder Mineralwasser (optional)
1 Schirmchen (als Deko)

Ananassaft, Pfirsichmark, Limettensaft, Honigsirup und Shrub in einen Shaker geben und gut schütteln. Das Glas mit Eis füllen. Den Drink durch ein Barsieb ins Glas gießen. Einen Spritzer Soda- oder Mineralwasser dazu, wenn du magst. Mit einem Schirmchen dekorieren.

Garden Party

Wenn dir der Sinn nach einem Mojito oder Daiquiri steht, hat Juyoung Kang, Chef-Bartenderin von The Dorsey in Las Vegas ein Rezept für einen hellen und erfrischenden alkoholfreien Drink. Selbst in den kalten Monaten wird dieser Mocktail dich in sonnigere Zeiten versetzen.

ERGIBT: 1 GLAS
GLAS: COLLINS-GLAS

Eis
60 ml frischer Saft eines grünen Apfels
30 ml frischer Gurkensaft
15 ml frischer Limettensaft
15 ml Zuckersirup
10 Minzblätter
60 ml Soda- oder Mineralwasser
3–4 halbmondförmige Scheiben eines grünen Apfels zur Deko

Einen Cocktailshaker mit Eis füllen und Apfelsaft, Gurkensaft, Limettensaft, Zuckersirup und Minzblätter dazugeben. Kräftig schütteln. Das Soda- oder Mineralwasser dazugeben und in ein mit Eis gefülltes Glas abseihen. Mit grünen Apfelscheiben garnieren.

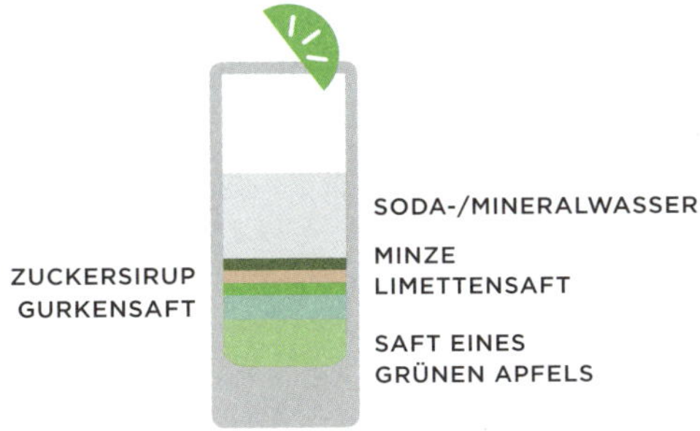

Summer Sling

Man muss seinen trockenen Monat ja nicht im Winter einlegen, auch nicht im Herbst. Solltest du deine Challenge im Sommer angehen, wird dieser nicht-alkoholische Drink von Nicholas Krok, dem Nightlife-Direktor des 1 Hotel Brooklyn Bridge, überzeugen. Er schmeckt, als hätte sich ein Tiki-Drink mit einer Wassermelone angefreundet. (Ein Hoch auf neue Freundschaften!)

ERGIBT: 1 GLAS
GLAS: COLLINS-GLAS

4 Gurkenscheiben
45 ml Zuckersirup (aus verdicktem Zuckerrohrsaft)
45 ml frischer Zitronensaft
30 ml Bio-Ananassaft
4 Spritzer Peach Bitter
Crushed Ice
60 ml Soda- oder Mineralwasser
1 TL Grenadinesirup
1 Limettenscheibe und 1 Zuckerkirsche als Deko

Gurken und Zuckersirup in einem Shaker vermischen. Zitronensaft, Ananassaft und Bitter hinzugeben. Etwa 8 Sekunden lang kräftig schütteln. Das Glas mit Crushed Ice füllen und Sodawasser hinzugeben. Den Drink in das Glas abseihen und mit Grenadinesirup, Limettenscheibe und Kirsche dekorieren.

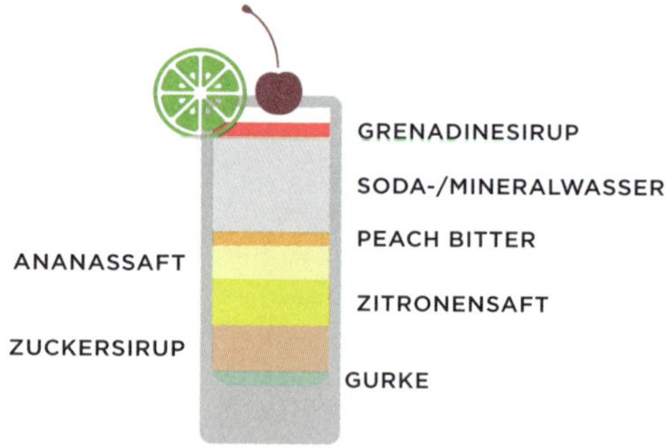

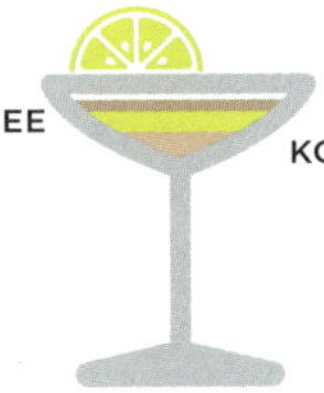

French 76 on the Detox Tip

Dieses Getränk mit erfrischenden und entgiftenden Elementen überrascht mit einer Ingwernote. Es handelt sich um eine Mocktail-Variante des klassischen French 75 mit Wodka und Champagner; ersonnen hat sie Adrian Mishek, Leiter des Restaurantbetriebs im Washington, DC. Wenn du Margaritas magst, wirst du auch diesen Drink hier lieben, weil er hell und farbenkräftig ist, voller Geschmack und mit einem Hauch Würze.

ERGIBT: 1 GLAS
GLAS: LEOPOLD COUPE

90 ml Blue Ridge Elderflower Sunrise Kombucha
60 ml gekühlter Kamillen-Zitronen-Tee
30 ml Fevertree Ginger Ale
1 Zitronenschale

Kombucha und Tee in ein Mixglas für Cocktails geben. Rühren, bis beides kalt ist. Danach die gekühlte Mischung in die Cocktailschale schütten. Mit Ginger Ale auffüllen und mit der Zitronenschale dekorieren.

Spiced Maple Mule

Wenn Moscow Mules deinen Geschmack treffen, solltest du diese überraschende alkoholfreie Version probieren. Nicholas Krok, Nightlife-Direktor des 1 Hotel Brooklyn Bridge, dachte sich folgenden alkoholfreien Drink aus, der schmeckt, als hätte der klassische Moscow Mule gelernt zu backen.

ERGIBT: 1 GLAS
GLAS: KUPFERBECHER

120 ml gewürzter Ahornsirup (Rezept siehe unten)
120 ml frischer Limettensaft
Ginger Beer
Eis
Zimtstange als Deko

Sirup und Limettensaft in einen Kupferbecher geben und kurz mischen. Je nach Geschmack Ginger Beer hinzugeben und den Becher dann mit Eis füllen. Mit einer Zimtstange garnieren.

Gewürzter Ahornsirup

ERGIBT: 360 ML

240 ml Ahornsirup
120 ml gefiltertes Wasser
1 Sternanis
6 ganze Gewürznelken
4 Pimentkörner
1 Zimtstange
10 Körner schwarzer Pfeffer

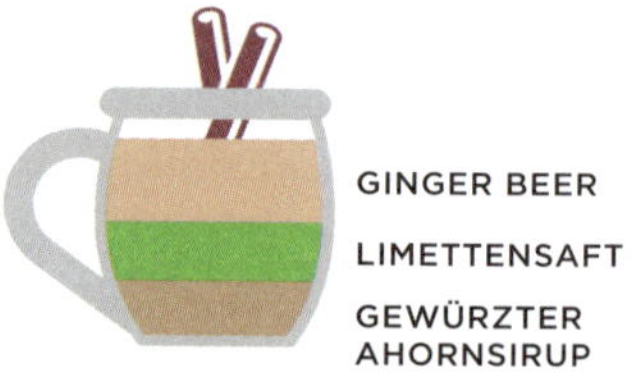

Ahornsirup, Wasser, Sternanis, Gewürznelken, Pimentkörner, Zimtstange und schwarze Pfefferkörner in einen Topf geben und bei großer Hitze aufkochen. Ständig umrühren. Sobald die Mischung kocht, vom Herd nehmen und 15 Minuten ziehen lassen – oder so lange, bis die gewünschte Würznote erreicht ist. Abkühlen lassen und die Gewürze abseihen.

Grove & Garden Tonic

Dieser Paloma-ähnliche alkoholfreie Drink beschwört klare Frühlingstage herauf. Denn bekanntlich kommt nach jedem Winter auch wieder ein Frühling! Nicholas Krok, der Nightlife-Direktor des 1 Hotel Brooklyn Bridge, ersann diesen Cocktail, den du weiter trinken darfst, auch wenn du beschließt, bis zum Frühling trocken zu bleiben.

ERGIBT: 1 GLAS
GLAS: COLLINS-GLAS

30 ml frischer Limettensaft plus ein paar Tropfen für das Glas
1 kleiner flacher Teller mit etwas Salz
⅛ Paprikaschote
45 ml Black Pepper Agavensirup (Rezept siehe unten)
30 ml frischer Grapefruitsaft
60–90 ml Tonic Water
Eis
Dünne Grapefruitecken als Deko

Den Rand des Glases zunächst in Limettensaft dippen, sofort danach auf einen flachen Teller mit Salz drücken. In einem Cocktailshaker die Paprika zerquetschen und mit dem Agavensirup mischen. Limetten- und Grapefruitsaft dazugeben und 8 Sekunden lang kräftig schütteln. Das Glas mit Eis füllen und das Tonic Water eingießen. Dann mit dem Inhalt des Shakers auffüllen. Mit der Grapefruitecke garnieren.

Black Pepper Agavensirup

ERGIBT: 360 ML

240 ml blauer Agavensirup von Weber
120 ml gefiltertes Wasser
20–30 schwarze Pfefferkörner

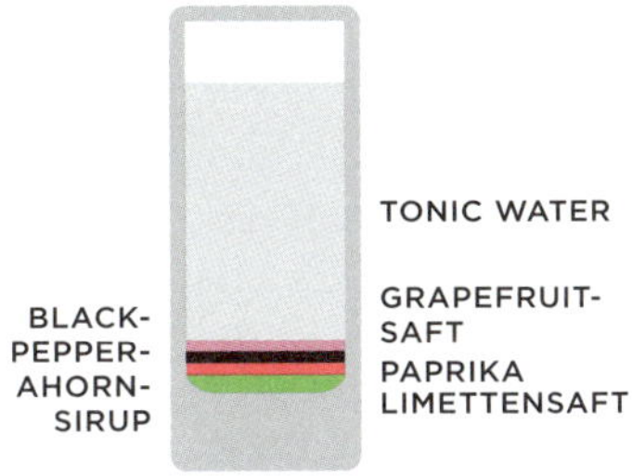

Agavensirup, Wasser und Pfefferkörner in einem Topf bei großer Hitze aufkochen. Regelmäßig umrühren. Sobald das Ganze kocht, vom Herd nehmen und 15 Minuten ziehen lassen – oder bis das gewünschte Pfefferaroma erreicht ist. Die Pfefferkörner abseihen.

Weeping Willow

Im W Atlanta Midtown macht die Bartenderin Debbie Jo einen Mocktail für Paloma-Fans. Der farbenfrohe Drink schmeckt erfrischend, enthält aber null Alkohol! (Und obwohl der Name des Drinks dies vermuten lässt, muss niemand weinen.)

ERGIBT: 1 GLAS
GLAS: WEISSWEINGLAS

3 Himbeeren
3 Brombeeren
Eis
60 ml Grapefruitsaft
75 ml Pfirsichmark
30 ml Zuckersirup
Tonic Water
Minzblätter

Himbeeren und Brombeeren in einem Cocktailshaker zerquetschen. Eis in den Shaker geben, dann Grapefruitsaft, Pfirsichmark und Zuckersirup. Kräftig schütteln. In ein mit Eis gefülltes Weißweinglas abseihen. Mit Tonic Water auffüllen und mit Minzblättern garnieren.

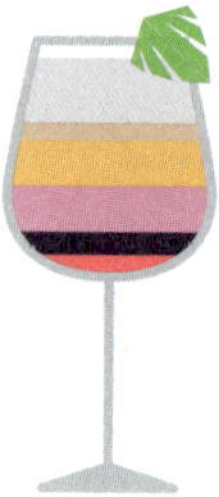

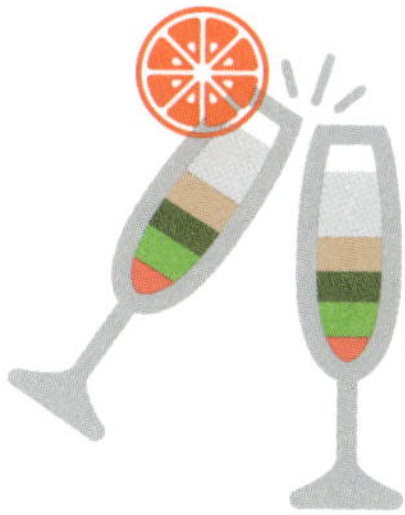

Nectar of the Gods

Wenn du fruchtige Cocktails magst, hat Amanda Thomas, Bar-Chefin im SoBou, W New Orleans – French Quarter, genau das Richtige für dich. Dieser leicht zusammenzumixende Mocktail schmeckt allen Leckermäulern.

ERGIBT: 1 GLAS
GLAS: CHAMPAGNERFLÖTE

Eis
15 ml Passionsfruchtmark
15 ml frischer Limettensaft
15 ml Rosmarinsirup
15 ml Ingwersirup
Soda- oder Mineralwasser
1 Orangenschale zur Deko

Einen Cocktailshaker mit Eis füllen, Passionsfruchtpüree, Limettensaft, Rosmarin- und Ingwersirup dazugeben. Kräftig schütteln. In eine Champagnerflöte abseihen und diese mit Soda- oder Mineralwasser auffüllen. Mit der Orangenschale garnieren.

SPICY AF

Wie der Name schon suggeriert, ähnelt dieser Mocktail einer Spicy Margarita (aber natürlich ohne Alkohol). Die Kreation auf Vita-Coco-Basis eignet sich ideal für eine alkoholfreie Party und sollte mit Kühnheit kombiniert werden.

ERGIBT: 1 GLAS
GLAS: WHISKYGLAS

Eis
½ Limette
360 ml Super Sparkling Lemon Ginger von Vita Coco
1 Spritzer Habanero Bitter
Jalapeño-Scheiben als Deko

Das Glas mit Eis füllen. Zwei Limettenviertel über dem Eis ausquetschen. Super Sparkling Lemon Ginger von Vita Coco dazugeben. Einen Spritzer Habanero Bitter hinein. Mit Jalapeño-Scheiben garnieren.

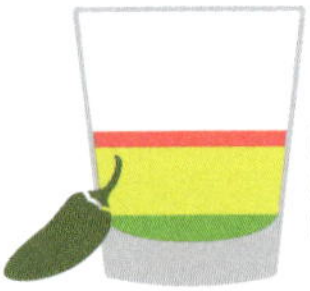

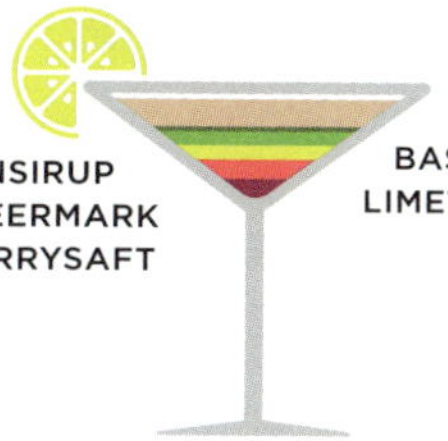

Garnet Gimlet

Auch wenn du im Januar Cocktails in bunten Weihnachtsfarben eigentlich satthast, kannst du dennoch nach der »schönsten Zeit des Jahres« mit farbenfrohen Mocktails feiern. Für Fans von Gimlets, Sours und Daiquiris hat Megan Ardizoni, Getränkechefin bei Beauty & Essex in New York City, einen Drink kreiert, dessen Bild du in den sozialen Medien teilen wirst, um dein Talent an der Bar zu demonstrieren.

ERGIBT: 1 GLAS
GLAS: MARTINIGLAS

60 ml weißen Cranberrysaft
45 ml Erdbeermark
23 ml Zitronensirup
30 ml frischer Limettensaft
3 große Basilikumblätter, klein geschnitten
Eis
Ginger Ale
1 Zitronenecke als Deko

Cranberrysaft, Erdbeermark, Zitronensirup, Limettensaft und Basilikumstreifen in einen eisgefüllten Cocktailshaker geben. Kräftig schütteln und in ein Martiniglas abseihen. Einen Spritzer Ginger Ale dazugießen. Mit einer Zitronenecke garnieren.

KAPITEL 13

IM NOTFALL SCHEIBE EINSCHLAGEN

(METAPHORISCH GESPROCHEN)

Okay, okay, zugegeben: Du bist nur ein Mensch und fehlbar. Das verstehe ich nur zu gut (tatsächlich ist niemand unfehlbar). Wir alle begehen gelegentlich Fehler und werden schwach. In den meisten Fällen sind Fehltritte verzeihlich, manchmal (wenn du Glück hast) lassen sie sich wiedergutmachen. Deine Challenge ist da keine Ausnahme.

Dein einmonatiger Verzicht auf Alkohol muss nicht sofort enden, nur weil du kurz nach dem Start strauchelst, mittendrin dem Gruppendruck erliegst oder sogar kurz vor der Ziellinie sündigst. Schließlich hast du dir eine ziemlich drastische Veränderung deines Lebensstils auferlegt, da sind Anlaufschwierigkeiten ganz normal. Aber du wirst sehen, du lernst schnell.

Achtung, Rutschgefahr! Wie du nach einem Fehltritt weitermachst

In einer idealen Welt hättest du dein Vorhaben konsequent durchgezogen – aber hey, so ist das Leben! So etwas passiert. Nur keine Angst: Dein Fehltritt ist absolut verzeihlich (viel weniger schlimm, als die Geburtstagsparty der besten Freundin zu vergessen; das kommt gar nicht gut an). Sei versichert, dass du natürlich weiter an der Challenge teilnehmen darfst, trotz möglicher Rückfälle, solange du nur bereit bist, wieder auf den Zug der Nüchternheit aufzuspringen. Du hast verschiedene Möglichkeiten, die Challenge wieder aufzunehmen, jetzt oder später im Jahr. Natürlich ist es nicht ideal, dass du deinen trockenen Monat unterbrochen hast (nicht abgebrochen!), aber damit musst du jetzt klarkommen. (Respekt, dass du weitermachst, statt das Handtuch zu werfen!) Ich bewundere deine Hartnäckigkeit!

EIN-DRINK- UND EIN-SCHLUCK-SITUATIONEN

Um sich ein bisschen weniger eingeschränkt zu fühlen, gestehen sich einige Dryathleten und -athletinnen während ihres Monats ein Freigetränk zu. Während eines Ein-Drink-Januars dürfen sich Teilnehmende also genau ein alkoholisches Getränk gönnen (wie der Name schon sagt). Diese Erleichterung hilft, ein wenig Druck aus der Sache zu nehmen (auch wenn echte Dryathleten und -athletinnen diesen Freifahrtschein letztlich nie nutzen). Und selbst wenn du ein wenig stolperst (mehr als ein Drink oder mehr als ein Kneipenabend), musst du nicht gleich ganz aufgeben. Schließlich geht es hier nicht um Selbstkasteiung, sondern darum, dein persönliches Ziel zu erreichen. Du kannst den Freifahrtschein auch als Erlaubnis auffassen, innerhalb von 24 Stunden so viel zu trinken, wie du magst (dann wird die Challenge sozusagen zum Ein-Trinktag-Januar). Das Gleiche gilt für andere halbtrockene Monate wie etwa den nüchternen Oktober (dann Ein-Schluck-Oktober).

Viele Teilnehmende verzichten von vornherein auf einen Freifahrtschein oder wissen gar nichts von dieser Möglichkeit. Dabei eignet sich die einmalige Lizenz zum Trinken prima für besondere, (wirklich!) nie wiederkehrende Anlässe. Nutze den Freifahrtschein, um den Geburtstag einer Freundin zu feiern, eine Hochzeit, eine Beförderung, ein besonderes Wiedersehen (mit Freunden oder Verwandten) oder einen beliebigen Abend der Woche.

Solltest du beispielsweise einen Monat lang auf Alkohol verzichten *und* in diesem Zeitraum heiraten, dann erst mal herzlichen Glückwunsch! Niemand verlangt oder erwartet, dass du auf deiner eigenen Hochzeit nüchtern bleibst. Der Beginn eines neuen Lebensabschnitts mit deinem oder deiner Seelenverwandten ist doch *die* Gelegenheit zum Anstoßen! Darauf ein Prosit! Ihr feiert, und du brauchst dich nicht zurückhalten oder schuldig fühlen, dass du bei dieser einmaligen Gelegenheit etwas trinkst. Auch nüchtern bleiben ist für dich okay? Bestens, dann trink nicht. Genauso okay ist es, sich eine bestimmte Menge Alkohol zuzugestehen und dann aufzuhören. Das ist dein Tag! (Und natürlich der deines Partners oder deiner Partnerin!) Begeht den Tag und die Nacht ganz nach eurem Gusto! (Und noch einmal herzlichen Glückwunsch! Ich freue mich für euch!)

Entsprechendes gilt, wenn du Trauzeugin oder Trauzeuge bist und deine Schwester, dein Bruder, deine beste Freundin oder dein bester Kumpel aus Studienzeiten (oder wer auch immer) heiratet. Feiere mit! Trinke, was du magst, oder bleibe nüchtern (vergiss nie: Auch Sprudel kann für einen prickelnden Abend sorgen), nur lass dir nicht von den Regeln der Challenge den Spaß verderben. Ab morgen folgst du ihnen wieder brav!

PAUSE

PROFI-TIPP: ABER IMMER LANGSAM MIT DEN JUNGEN PFERDEN! GERADE GEGEN ENDE DEINES TROCKENEN MONATS WIRD DEINE ALKOHOLTOLERANZ ERHEBLICH ABGENOMMEN HABEN. MEHR DAZU AB SEITE 209.

Nachdem du deinen Freifahrtschein eingelöst hast, einen Tag oder einen Abend lang wieder etwas getrunken hast oder das eine erlaubte Glas geleert ist, heißt es wieder brav sein: kein Wein, kein Bier, keine Spirituosen bis zum Monatsende. Und wenn du den einen Tag, an dem du gesündigt hast, wieder hereinholen möchtest, dann verlängerst du den (fast) trockenen Monat halt bis zum 2. des Folgemonats.

Wichtig: Dieser eine Drink im Januar muss nicht vorausgeplant werden. Wenn der Augenblick gerade passt, du dich mit Freundinnen und Freunden amüsierst, dann gönne dir doch was! Manchmal passieren spontane Drinks einfach, ohne Vorwarnung (Stichwörter: Verlobungen, Trennungen). Natürlich beschwören wir dich, stark zu bleiben, wenn dir das aber nicht gelingt, dann schäme dich nicht für deine Schwäche, sondern nimm dir fest vor, es morgen und generell in Zukunft besser zu machen.

FEHLSTART? DANN PROBIERE ES IM NÄCHSTEN MONAT NOCH EINMAL!

Hat es im Januar (warum auch immer) nicht geklappt? Dann gib doch dem Februar eine Chance. Dann machst du halt keinen Dry January mehr (logo), verzichtest aber weiterhin einen Monat lang auf Alkohol. Bonus: Der Februar hat nur 28 (manchmal 29) Tage.

Das Gleiche gilt natürlich auch für alle anderen Monate: Wenn du mit deinem trockenen Oktober gescheitert bist, probierst du es im (nüchternen) November einfach noch einmal. So sparst du gleich Kalorien ein, die du dir in Form einer Martinsgans später wieder zuführst. Und am Ende des Monats wirst du froh sein, wenn du ein paar Pfunde verloren hast, bevor die Völlerei der Weihnachtszeit beginnt. Und trinken darfst du auf all den Weihnachtsfeiern dann auch wieder!

IN DER FASTENZEIT AUF ALKOHOL VERZICHTEN

Egal, ob du gläubig bist oder es nie so mit organisierter Religion hattest, kannst du deinen verpatzten trockenen Januar während der Fastenzeit korrigieren. Viele Angehörige des Christentums verzichten in den 40 Tagen vor Ostern auf einen »Luxus«, in deinem Fall wäre das Alkohol. Auweia, das ist ja länger als jeder Monat! Eine echte Herausforderung! Auch wenn du nicht gläubig bist, darfst du gern an dieser Tradition teilnehmen. Vielleicht schweißt dich das sogar enger mit gläubigen Freundinnen und Freunden oder Angehörigen zusammen, die in der Fastenzeit auf etwas verzichten. Du kannst dich als Teil einer Gemeinschaft fühlen und teilst ein Los mit anderen, die vielleicht ebenfalls abstinent sind.

NÜCHTERNER OKTOBER

Nur für den Fall, dass du es noch nicht mitbekommen hast (bis du dieses Buch in die Hände bekamst): Neun Monate nach dem trockenen Januar bietet sich eine neue Gelegenheit, 31 alkoholfreie Tage einzulegen. Tusch bitte! Hier kommt der … nüchterne Oktober! Wie im Januar kannst du auch im Oktober eine ganz persönliche Challenge eingehen und komplett auf Bier, Wein und Spirituosen verzichten. Der Sommer mit seinen Versuchungen – Rosé oder sein gefrorener Cousin Frosé auf dem Balkon, fruchtige Drinks an südländischen Bars, ein kühles Bier am Strand – ist vorbei, über den September hat man sich mit lange nicht mehr gesehenen Freundinnen und Kollegen wieder zu Happy Hours getroffen und ausgetauscht (nachdem alle aus ihren Sommerferien zurück waren), und im Oktober ist dann der ideale Zeitpunkt, den Gürtel enger zu schnallen und einen Monat lang nichts zu trinken.

Und wenn dann Halloween näher rückt, feierst du das baldige Ende deines trockenen Monats nicht mit ein paar Drinks, sondern ganz passend mit Schokolade und Bonbons. Schokoholikerinnen, Toffee-Freunde und Lakritz-Liebhaberinnen dürfen sich mit Süßkram dafür belohnen, dass sie es fast geschafft haben. Und selbst wenn du nicht auf Gummibärchen, Lollis und Ähnliches stehst, kannst du dich doch gruselig verkleiden auf Halloween-Partys feiern (eine unterhaltsame Art, diesen Tag ganz alkoholfrei zu verbringen).

Übrigens: Wenn du schon einen trockenen Januar gemeistert hast, darfst du später im Jahr natürlich trotzdem einen zweiten nüchternen Monat, etwa den Oktober, einlegen. (Sozusagen einen alkoholfreien doppelten Shot.) Streber dieser Welt, vereinigt euch und legt einen zweiten alkoholfreien Monat ein! Das ist goldverdächtig, 31 trockene Tage im Winter und 31 im Herbst! Aber natürlich darfst du auch jederzeit länger am Stück auf Alkohol verzichten, du musst auch nicht genau zu Monatsbeginn anfangen oder aufhören. Lege deine Alkoholpausen so, wie es dir passt, und mache sie so lang, wie du magst!

Mach dich nicht zur Schnecke!

Du bist mit deinem Vorhaben gescheitert, einen Monat lang nüchtern zu bleiben? Dann betrachte dich als tröstend umarmt. Kopf hoch! Du hast nicht versagt! Manche (wenige) Menschen steigen beim ersten Versuch aufs Rad und fahren einfach los. Aber alle anderen brauchen zu Beginn Hilfe und Unterstützung (in Form von Stützrädern). Und selbst damit geht die Sache mitunter schief (weshalb Helme erfunden wurden). Na und? Dann steigst du halt wieder in den Sattel und probierst es weiter. Das Gleiche gilt für deinen trockenen Monat: Wenn du gestrauchelt bist (im übertragenen Sinne oder wortwörtlich, weil du besoffen warst), heißt es einfach weitermachen. Gib nicht auf! Damit tust du dir (und deiner Hilfstruppe) den größten Gefallen. Auf jeden Fall könntest du versuchen, im Monat der Challenge weniger Alkohol zu trinken als sonst. Das wäre doch auch schon ein Erfolg! (Und wenigstens hast du während deines trockenen Monats kein Fahrrad geschrottet ... hoffentlich!)

EIN HALBTROCKENER MONAT

Halbtrocken bedeutet: weniger feucht als ein November in Seattle. Falls du schon ahnst, dass dich ein komplett trockener Monat selbst mit einem Freifahrtschein (schon ganz am Anfang, mittendrin oder gegen Ende) überfordern wird, kannst du ja einen halbtrockenen Monat anpeilen. Vor allem kommt es ja darauf an, dass du durchhältst. Halbtrockene Monate sind eine lockerere Alternative zum völligen Verzicht auf Alkohol. In halbtrockenen Monaten versuchst du bewusst (und tatsächlich), weniger zu trinken. Selbst wenn dein geliebter Sauvignon Blanc nicht völlig aus deinem Leben verschwunden ist, trinkst du doch zumindest einen Monat lang deutlich weniger davon (und von anderen alkoholischen Getränken) als sonst.

Wenn du hinfällst, **steh einfach** wieder **auf!**

Es gibt immer ein nächstes Jahr

Bist du dem Gruppendruck erlegen oder ganz allein schwach geworden? Kein Problem, dann versuchst du es nächstes Jahr halt wieder. Nicht aufgeben, darauf kommt es im Leben an!

Möglicherweise hast du nicht bedacht, dass an jedem Wochenende Partys und Familienfeste stattfinden würden. Vielleicht ist dein bester Freund eine Woche vorm errechneten Termin Vater geworden, und darauf musstet ihr anstoßen!

Was auch immer passiert ist, nicht alles ist verloren.

Wahrscheinlich hast du während des Monats deine Trinkgewohnheiten verändert – oder zumindest siehst du deinen Alkoholkonsum jetzt mit anderen Augen. Auch wenn sich deine Einstellung nur minimal geändert hat, ist das schon ein Erfolg. (Gut gemacht!)

Du hast also deinen einzigen Neujahrsvorsatz nicht eingehalten? Das ist kein Beinbruch, schließlich ist der nächste Januar ja keine Lichtjahre entfernt. Probiere es einfach in elf Monaten noch einmal. Du wirst besser auf Versuchungen vorbereitet sein und ihnen leichter widerstehen können. Übe doch jetzt schon Techniken zur Stressbewältigung und Entspannung ganz ohne Alkohol. Dann weißt du im nächsten Januar aus eigener Erfahrung, wie du den reflexhaften Griff zum Glas vermeidest, wie du spannende Abenteuer erlebst, statt in Bars zu versumpfen.

Der letzte Tag

Du hast es fast bis zur Ziellinie geschafft! Gib jetzt nicht auf! Auch wenn du zwischendrin vielleicht gestrauchelt bist, halte bis zum Schluss durch und feiere dann alle großen und kleinen Erfolge dieses Monats!

Im Notfall

Januar, das ist der Monat der guten Vorsätze - und eventuell auch der Selbsterkenntnis und Weiterentwicklung. Leidest du ganz grässlich unter dem Verzicht auf Alkohol? Fällt er dir unter allen Umständen extrem schwer - im Beisein von Freundinnen und Freunden, allein, in ungewohnten Situationen oder in ganz vertrauten, zu jeder Tages- und Nachtzeit? Dann solltest du jemanden einweihen, einen Freund, eine Freundin, ein Familienmitglied oder sonst einen vertrauten Menschen. Wenn du dich ständig nach Alkohol sehnst und große Mengen davon trinkst, hast du möglicherweise ein Problem. Schon diese Erkenntnis kann wie eine Befreiung wirken. Schaffst du es kaum, deine täglichen Aufgaben in Privatleben und Beruf ohne Drink zu bewältigen? Dann sprich doch mit deinem Vertrauten über deine Trinkgewohnheiten oder wende dich an die Anonymen Alkoholiker. Informationen zur nächstgelegenen Suchtberatungsstelle (in Deutschland) findest du auf der Website der Bundeszentrale für gesundheitliche Aufklärung unter www.bzga.de/service/beratungsstellen/suchtprobleme/. Die Nummer des Infotelefons Suchtvorbeugung lautet 0221/892031 (Deutschland).

Wenn das Leben dir Zitronen gibt ... greife nicht zum Tequilla, sondern mach Limonade daraus.

» Du schaffst das, glaube mir! Du hast dir eine große Veränderung für dein Leben vorgenommen, das wird anstrengend. Zu deiner Motivation habe ich ein paar Zitate berühmter Menschen zusammengetragen, die nie aufgegeben und letztlich Großes geleistet haben. (Wahrscheinlich haben sie nicht einen Monat lang auf Alkohol zu verzichtet, aber das tut hier nichts zur Sache.) Vielleicht inspirieren dich die Sätze ja zu einem eigenen motivierenden Motto?

»Viele Versager sind in Wirklichkeit Menschen, die nicht merkten, wie nah sie dem Ziel schon waren, als sie aufgaben.«
– THOMAS A. EDISON

»Dein Sieg liegt gleich hinter der nächsten Ecke. Gib niemals auf!«
– NICKI MINAJ

»Die Formel für das Überleben lässt sich in drei Worte fassen: Gib niemals auf. Mehr braucht es nicht. Versuche es einfach immer weiter.« – BEAR GRYLLS

»Ein Held ist ein gewöhnlicher Mensch, der trotz überwältigender Hindernisse die Stärke findet, durchzuhalten und weiterzumachen.«
– CHRISTOPHER REEVE

»Der erfolgreiche Krieger ist ein Durchschnittsmensch – mit laser-gleichem Fokus.« – BRUCE LEE

»Der Unterschied zwischen erfolgreichen und wirklich erfolgreichen Menschen besteht darin, dass wirklich erfolgreiche Menschen zu fast allem ›Nein‹ sagen.« – WARREN BUFFETT

»Ich bin diszipliniert. Und hartnäckig. Und ich gebe nicht so schnell auf ... und ich bin verlässlich.« – MADONNA «

Dein eigenes, ganz persönliches Mantra für den trockenen Monat findest du, indem du dich darauf konzentrierst, was du wirklich ersehnst. Komprimiere dein Ziel in einem Satz, der dir aus dem Herzen spricht. Schreibe deine Einfälle auf, kondensiere sie dann in einem Satz, einem Slogan oder in ein, zwei Wörtern.

ZUM BEISPIEL:

Ich möchte mich selbstbestimmt, meiner Sache sicher und unerschütterlich fühlen, wenn ich Nein zum Trinken sage. Ich bin stark und unerschütterlich. Unerschütterlich stark.

Du kannst dir gern auch mehrere Mantras ausdenken.

SCHREIBE HIER DEINE MOTIVIERENDEN MANTRAS UND DEINE GEDANKEN AUF. WAS INSPIRIERT DICH?

____

____

____

____

____

____

____

____

Schreibe dein Mantra auf Zettel, die du in deinem Zuhause verteilst. Lege einen neben das Bett, sodass du deine weisen Worte gleich nach dem Aufwachen und unmittelbar vor dem Schlafengehen liest. Nimm auch einige Zettel mit zur Arbeit. Schreibe dein Motto vorn in deinen Terminkalender oder auf jede einzelne Seite. Du kannst dein Mantra auch auf alle Getränkeflaschen kleben, die noch auf deinem Barwagen oder im Kühlschrank stehen (die du also nicht rechtzeitig ausgelagert hast). Lies dir deine weisen Gedanken durch, sobald es dich nach einem Schluck Wein gelüstet. Oder lies sie zur weiteren Aufmunterung, wenn du dich sowieso schon stark fühlst.

KAPITEL 14

GESCHAFFT, HURRA!

Geschafft, dein alkoholfreier Monat ist vorüber! Glückwunsch, du hast 31 Tage durchgehalten ohne einen Schluck Wein oder Bier, ohne Cocktail oder einen winzigen Jägermeister. Nach deiner einmonatigen Challenge ist es total okay, sich zur Feier des Tages einen Drink (oder zwei) zu gönnen (wenn du magst). Du hast den Monat nicht nur überstanden, sondern ihn genossen – und du hast dir einen erfrischenden Drink verdient, nachdem du ihn dir so lang verkniffen hast!

Aber bevor du deine alten Gewohnheiten wieder aufnimmst, solltest du dir genau überlegen, wann, wo, mit wem und wie du wieder mit dem Alkohol anfängst. Egal, ob du dich zur Happy Hour verabredet hast oder deinen Erfolg mit einer ausgewachsenen Party feierst, solltest du einige Dinge bedenken.

Immer langsam mit der Piña colada!

Wenn du die wilden, langen Nächte sehr vermisst hast (oder die Gelegenheiten, nach einem langen Tag im Büro in einer Bar zu entspannen) und es gar nicht erwarten kannst, deinen jüngsten Erfolg zu feiern, dann viel Vergnügen! (Ehrlich, das sage ich ganz ohne Sarkasmus.) Aber sei gewarnt: Höchstwahrscheinlich verträgst du längst nicht mehr so viel Alkohol wie zuvor (also zum Beispiel noch an Silvester). Warum? Weil dein Körper sich verändert hat. Das weiß ich aus eigener Erfahrung.

Anschauungsmaterial mit dem Titel: »Mache es besser als ich, sonst droht ein Mordsbrummschädel.«

Trockener Januar, erstes Jahr, 1. Februar: Ich trank zwei Gläser Rotwein. Das Ergebnis? Am nächsten Morgen hatte ich Watte im Hirn, bis spät in den Nachmittag hinein. Egal, wie viel Kaffee und Tee ich trank, ich konnte einfach nicht klar denken. Ich fühlte mich, als hätte ich viel, viel mehr gebechert als zwei Gläser Vino. Wenn ich mich richtig erinnerte, hätte ich im Dezember für einen ähnlichen Kater noch vier Gläser trinken müssen.

Trockener Januar, zweites Jahr, 1. Februar: Nach nur zwei Drinks war ich am nächsten Tag abgeschlagen und traurig. Schon früher (also im Dezember) neigte ich in Katerstimmung zu Traurigkeit, aber das hatte ich oft auf die Kälte und Dunkelheit draußen geschoben. Aber an diesem 2. Februar verstand ich, dass es gar nicht am Wetter gelegen hatte - der Alkohol hatte auf meine Stimmung gedrückt.

Trockener Januar, drittes Jahr, 1. Februar: Nach nur zwei Wodka Martinis überfiel mich ein Heißhunger auf ungesunde Snacks. (Ja, an jenem Abend aß ich tatsächlich Popcorn *und* Eis. Ich brauchte einfach Junkfood.) Obwohl ich auch im Januar nicht auf meine Lieblingssnacks verzichtet hatte, stopfte ich mir am Abend des 1. Februar mehr Junkfood rein als im ganzen Monat zuvor. Schuld war natürlich der Alkohol. Den ganzen Rest des Wochenendes fühlte ich mich aufgedunsen und schlapp. Das war keiner meiner glorreichsten Momente.

Trockener Januar, viertes Jahr, 1. Februar: Ich trank nichts. Ich hatte keine Lust darauf. Meine 31-Tage-Challenge lag hinter mir, aber anstatt meinen Erfolg feierlich mit einem Cocktail zu begehen, trank ich einfach keinen Alkohol. Mir war nicht danach. Noch am 10. Februar hatte ich keinen Tropfen angerührt und plante, vielleicht noch ein paar Wochen weiterzumachen.

Du verstehst, was ich meine.

Mache dir die möglichen Folgen bewusst! Damit ersparst du dir (Stichwort: Kater) und anderen (Stichwort: peinliche Ausfälle unter Alkoholeinfluss) möglicherweise eine Menge. Fange nur ganz allmählich wieder mit dem Alkohol an und genieße jeden Schluck, statt dir das Zeug reinzukippen. Vielleicht freut deine Clique sich sehr, dich zurückzuhaben, und lädt dich großzügig zu jeder Menge Shots, Cocktails und Bier ein, aber halte dich zurück (!!!) und kippe keine Single Malts in einem Schluck weg. Nimm lieber kleine, vorsichtige Schlucke. Denk dran: Die anderen (ausgenommen deine Mitstreitenden und andere Abstinenzler) spüren den Alkohol längst nicht so stark wie du. (Spoiler-Alarm: Falls du es immer noch nicht kapiert hast: Wahrscheinlich liegt deine Alkoholtoleranz bei genau 0,0 Promille, nämlich so viel Alkohol, wie im alkoholfreien Bier steckte, das du im vergangenen Monat ersatzweise getrunken hast.)

Nuckele langsam an deinem Bier und lege vielleicht sicherheitshalber schon vorher fest, wie viele Getränke du heute Abend trinken möchtest. Vergiss nie: Menschen unterscheiden sich. Wie viele Drinks du ohne böse Folgen trinken kannst, hängt von einer ganzen Reihe Faktoren ab: über welchen Zeitraum hinweg du den Alkohol trinkst (in einer

Trinke

langsam

(!!!)

Stunde oder über zwölf Stunden verteilt?), wie groß du bist, wie viel du wiegst und was du vorher gegessen oder getrunken hast. (Freundliche Erinnerung: Unterschiedliche Shots und Cocktails enthalten unterschiedlich viel Alkohol. Das Gleiche gilt für Wein und Bier.)

Eine Grundlage schaffen ...

Wenn du schon planst, später am Tag/Abend ein paar Cocktails zu schlürfen, vergiss nicht, vorher etwas zu essen. Wer wüsste nicht aus eigener Erfahrung, dass Trinken auf nüchternen Magen in Nullkommanichts besoffen macht und später (am Abend und am nächsten Morgen) gern Übelkeit verursacht? Die Nahrungsmittel, die man vorher oder im Laufe des Abends zu sich nimmt, beschäftigen den Verdauungstrakt und verzögern so die Absorption des Alkohols ins Blut. Egal, ob du Fleisch magst oder veganes Essen bevorzugst: Iss was!

Vielleicht hast du inzwischen (aufgrund mangelnder Übung) auch vergessen, dass es wichtig ist, hydriert zu bleiben. Alkohol wirkt abführend (entzieht dem Körper also Flüssigkeit), am besten glühst du mit Wasser vor und wechselst auch später regelmäßig zwischen alkoholischen und alkoholfreien Getränken ab. (Dein Magen und dein Kopf werden es dir danken!) Auch deine Freundinnen und Freunde profitieren davon, weil sie dich nicht nach Hause schleppen müssen. Sie müssen dir auch nicht die Haare halten, während du über der Kloschüssel hängst und die dritte Margarita wieder von dir gibst.

... und Vorräte für hinterher anlegen

Plane voraus und besorge dir schon vorher die Nahrungsmittel, mit denen du gern deinen Kater bekämpfst. Idealerweise trinkst du vor dem Zubettgehen viel Wasser, sollte dir das nicht so zusagen, kannst du es auch mit Kokoswasser probieren. Das enthält jede Menge Kalium (mehr dazu gleich).

Um Übelkeit vorzubeugen, solltest du auch das Richtige essen. Denn es ist nicht nur wichtig, vor dem Trinken und während des Trinkens etwas zu essen, es kommt auch darauf an, was man danach zu sich nimmt.

Um mit den guten Lebensmitteln anzufangen: Eier enthalten Aminosäuren, die die Leberfunktion unterstützen, in Bananen steckt viel Kalium (Alkohol schwemmt dieses Mineral aus dem Körper). Kurz: Das

Frühstück ist dein bester Freund. Eier und Bananen helfen dir, dich am nächsten Tag nicht hundeelend zu fühlen. Ganz unten in der Post-Pisco-Lebensmittelpyramide: Fettige Lebensmittel solltest du am Tag danach vermeiden – träum also nicht mal davon, dir ölige Kartoffelpuffer zu machen oder gar Schweinebraten zu bestellen! Ach, wenn wir schon dabei sind: Auf Kaffee solltest du besser auch verzichten (wirkt abführend) – selbst wenn du noch so dringend Koffein brauchst.

KONTERBIER

Überhaupt nichts bringt es, den Kater mit noch mehr Alkohol zu bekämpfen. Trinke keinen Tropfen mehr! Auch wenn der Volksmund anderes sagt, hilft es kein bisschen gegen Kater, mehr von dem zu trinken, was man am Vorabend hatte. Tatsächlich verschlimmert das die Symptome nur noch. (Schluck! Als könntest du dich noch schlechter fühlen als jetzt!) Gegen Übelkeit, Magenprobleme und alle anderen Folgen des Trinkens helfen alkoholfreie Getränke immer noch am besten. (Nebenbemerkung: Mit der Katerkur schaffst du leider nicht aus der Welt, was du gestern in trunkenem Zustand an Peinlichkeiten produziert hast. Über sie solltest du mit deinem besten Freund oder einer Therapeutin sprechen.)

(ANGEBLICHE) KATERKUREN

Zahllose Mittelchen auf dem Markt versprechen, die Folgen des Alkoholkonsums zu mildern (die Auswahl ist so groß, dass der Ausdruck »zahllos« nicht übertrieben schien). Manche dieser Mittel wirken vorbeugend (man nimmt sie also *vor* dem Trinken), andere lindernd (gegen Kopfweh und Übelkeit danach). Diese sehr unterschiedlich teuren Mittel gibt es in Form von Pillen, Pulvern und Brausetabletten oder sogar in Infusionsbeuteln; verschiedenste Inhaltsstoffe sollen alkoholbedingte Unannehmlichkeiten beseitigen. Lies dir die Produktinformationen also vorher gut durch und recherchiere gründlich, was sich für deine Bedürfnisse am besten eignet. (Oder frage deine Ärztin oder deinen Arzt.)

Sicheres Heimkommen

Ganz unabhängig von deinem Charakter, ob du alles zwanghaft planst oder immer spontan entscheidest, solltest du unbedingt vor dem Weggehen schon überlegen, wie du hinterher wieder sicher heimkommst. (Über solche Dinge musstest du dir im letzten Monat keine Gedanken machen!) Du könntest dich zur Bar fahren lassen und zum Beispiel eine Freundin oder ein Familienmitglied (die/das natürlich nüchtern bleibt) bitten, dich hinterher wieder abzuholen (danke, Mama!). Wollen alle feiern, musst du selbst ausknobeln, wie du mit öffentlichen Verkehrsmitteln (so in deiner Gegend vorhanden) zu deinem Ziel kommst, per App einen Fahrdienst bestellen oder ein Taxi nehmen. Wenn ihr eine größere Gruppe seid, lohnt es sich vielleicht, einen Partybus oder eine Limousine mit Fahrer zu mieten. Das ist zwar nichts für jedermanns Geldbeutel, andererseits hat eine Discokugel im Auto samt passendem Soundtrack auch etwas.

Gönn dir was!

Gib es zu: Wahrscheinlich hattest du während des gesamten Monats eine Belohnung vor Augen, die du dir hinterher gönnen würdest. Das überrascht mich kein bisschen. Wir sind ja alle nur Menschen! Und es ist wissenschaftlich belegt, dass Menschen sich mehr anstrengen, wenn hinterher eine Belohnung winkt. Wo ein Wille ist (ein verlockendes, glänzendes Objekt zu erwerben, das du dir wirklich, wirklich wünschst), ist auch ein Weg. Wenn du dir gelobt hast, am Ende des Weges würde ein ganzer Margarita-Pitcher auf dich warten (oder ein ähnlicher Riesencocktail), und dich das durchhalten ließ, dann ist das doch wunderbar! Aber beachte, was ich zu Anfang dieses Kapitels über das langsame Wieder-Anfangen gesagt habe ...

Vielleicht fiel dir das Nüchternbleiben aber auch so leicht, dass du gern weiter auf Alkohol verzichtest. Oder du möchtest lieber mit einem alkoholfreien Getränk feiern. Nur zu! (Richtig gelesen: Sage einfach freundlich »Danke, nein« zu der angebotenen und vielleicht seit Wochen ersehnten Flasche Bier.) Belohnen kannst du dich schließlich auch mit einer Massage, einem spannenden Fitnesskurs, einem Theaterbesuch, dem Kauf eines neuen Outfits, einer Reise. Oder du besuchst endlich das angesagte Restaurant, dem du auf den sozialen Medien schon lange folgst. Die Möglichkeiten zu feiern sind endlos. (Hallo, Trüffel-Gnocchi, gut seht ihr aus!)

Vielleicht reicht ja das Geld, das du während der Challenge letzten Monat gespart hast, um deinen (alkoholhaltigen oder -freien) Herzenswunsch zu finanzieren? Und vergiss nicht, deine Wettgewinne einzustreichen!

GEWINNE KASSIEREN

Erinnerst du dich noch an die Wetten, die du vor einem Monat mit deinen Freundinnen und Freunden abgeschlossen hast? Beim Durchsehen deiner Aufzeichnungen, Textnachrichen und Chats stellst du vielleicht erfreut fest, dass Gewinne wie Abendessen, Nachspeisen und anderes nur darauf warten, eingelöst zu werden. Ein Hoch auf deine Selbstkontrolle! Nicht nur, dass du Geld gespart hast, weil du weniger für Alkohol ausgegeben hast, jetzt müssen dir deine Wettpartnerinnen und -partner auch noch etwas für deine Standhaftigkeit spendieren! (Was für ein Super-Geschäft!)

PROFI-TIPP: HOLE DIR DEINE GEWINNE ÜBER EIN PAAR WOCHEN VERTEILT AB. SOLLTEST DU BEISPIELSWEISE MIT MEHREREN PERSONEN UM EINE RUNDE DRINKS GEWETTET HABEN, WÄRE EIN ALLZU SCHNELLES EINLÖSEN DER GEWINNE EHER EIN FLUCH ALS EIN SEGEN.

Rückschau

Was hast du in diesem Monat gelernt? In welchem Ausmaß bestimmt Alkohol dein Leben? Der erste Tag nach Ende der Challenge bietet sich für eine Rückschau geradezu an. Lies dir dein Tagebuch noch einmal durch (beziehungsweise sieh dir deine Blogs, Videos oder Kalendereinträge noch einmal an) und ziehe Bilanz: Wie haben sich Stimmung, Kontostand, Schlafqualität und Sozialleben im Laufe des Monats verändert? Lies dir insbesondere durch, was du in die Ausfüllseiten dieses Buchs geschrieben hast. In deinen täglichen Aufzeichnungen findest du die Gründe, warum du dich besser fühlst oder besser aussiehst. Natürlich darfst du in den kommenden Wochen und Monate, in denen du wieder Alkohol zu dir nimmst, weiter Buch führen. (Oder du lässt es bleiben, ganz wie du willst!)

KONTAKT HALTEN

Melde dich bei deiner Hilfstruppe – und all den neuen und wiedergefundenen Freundinnen und Freunden, denen du im Laufe der Challenge nähergekommen bist. Der neue Monat bietet auch die perfekte Gelegenheit, dich wieder bei den Menschen zu melden, die du während deines trockenen Monats ein wenig aus den Augen verloren hast (weil du Negronis vernachlässigt und weniger Nächte in der Bar und in Gesellschaft dieser Menschen verbracht hast – natürlich reiner Kollateralschaden, keine böse Absicht).

Bye-bye, Bier

Während die meisten Dryathleten und -athletinnen nach ihrem trockenen Monat wieder Alkohol trinken, machen dem *British Medical Journal* zufolge bis zu acht Prozent weiter und verzichten bis zu einem halben Jahr lang auf Alkohol. Wenn dir das als Ziel zu ambitioniert erscheint, kannst du dich einfach von Woche zu Woche, von Monat zu Monat weiterhangeln. Auf jeden Fall, auch das zeigt die Forschung, konsumieren Menschen, die 28 bis 31 Tage lang auf Alkohol verzichtet haben, auch Monate später noch weniger Alkohol als früher.

Solltest du nach Ende der Challenge auch weiter ohne Alkohol leben wollen, sei das nun für weitere 24 Stunden oder weitere 24 Monate, dann herzlichen Glückwunsch!

Mache, was sich gut und richtig anfühlt und was dich glücklich macht.

So, wie es für den einen genau richtig ist, den Januar lang nüchtern zu bleiben, ist es vielleicht für dich das Richtige, länger Nein zu Negronis zu sagen.

DEN VERZICHT VERLÄNGERN

Die Übung, einen Monat ohne Alkohol auszukommen, war ein Klacks für dich? Dann hänge doch gleich noch den Februar dran! Der ist bekanntlich ein paar Tage kürzer, ansonsten bleiben die Regeln die gleichen. Die Tage sind weiter kalt und dunkel, es bieten sich die gleichen alkoholfreien und vor allem spaßigen Unternehmungen (drinnen wie draußen) an. Du kennst dich ja inzwischen aus ...

Was hast du gelernt?

Was fällt dir auf, nachdem du deine (handschriftlichen, digitalen, mündlichen, bildlichen) Aufzeichnungen durchgesehen, die gesparten Cents gezählt und Bilanz gezogen hast, wie dein Körper sich morgens, nachmittags und abends fühlt? Irgendetwas hat sich bestimmt verändert, oder?

- Nimmst du bewusster wahr, inwiefern der Verzicht auf Alkohol deinen Alltag verändert, dein Sozial- und Arbeitsleben, deinen Körper?
- Ist dir bewusster, wie viele Möglichkeiten zum (alkoholfreien) Amüsement dein Wohnort bietet?
- Hast du neue Fertigkeiten gelernt? Kochst du jetzt gern, kannst du nun Dinge selbst bauen und reparieren oder bastelst du jetzt?

Wahrscheinlich haben die Unternehmungen eines alkoholfreien Monats dich eine Menge über dich und deine Mitmenschen gelehrt.

Der letzte Tropfen (Weisheit)

Egal, wie du das Ende des Monats begehst, du solltest dir auf jeden Fall klarmachen, was du geleistet hast. Glückwunsch zu deinem Durchhaltevermögen!

All jenen, die ihr Bestes gegeben haben, es aber nicht bis zur Ziellinie schafften, möchte ich zurufen: Lasst die Köpfe nicht hängen! Es ist euch zumindest gelungen, ein paar Tage lang nichts zu trinken. Und ihr habt neue lustige, produktive und unterhaltsame Möglichkeiten kennengelernt, 31 Tage ohne Alkohol zu leben.

Und, das ist ja das Tolle an der Challenge, ihr könnt jederzeit wieder einsteigen. Peilt einfach einen trockenen Februar an oder wagt einen nüchternen November.

Wenn ihr es besser machen wollt, euch erneut herausfordern wollt, nur zu! Der nächste Januar kommt bestimmt. Oder du fängst einfach morgen an mit deiner Challenge.

Glück

wunsch ...

. . . du hast es geschafft! (Das darfst du dir einrahmen.)

Du hast deine Challenge gemeistert. Das bedeutet gleich mehreres: Erstens und vor allem ist deine Trockenzeit vorbei. Zu Beginn des neuen Monats springt die Ampel auf Grün. Der Alkohol und du, ihr dürft euch wieder miteinander bekannt machen. Die meisten (jetzt ehemaligen) Dryathleten und -athletinnen werden sich ebenfalls gern dazu entscheiden.

Du hast durchgehalten, das sollte gefeiert werden (mit Alkohol oder ohne)! Alle, die ihr Ziel erreicht (oder zumindest ihr Bestes gegeben) haben, sollten stolz auf sich sein.

Auf der folgenden Seite findest du eine Urkunde, die diese Leistung würdigt. Kreuze an, was für dich am ehesten zutrifft!

URKUNDE

für

____

[DEIN NAME]

Er/Sie hat

[ZUTREFFENDES EINKREISEN]

- es geschafft, während eines trockenen Januars keine alkoholischen Getränke zu sich zu nehmen.
- während eines halbtrockenen Januars den Konsum alkoholischer Getränke erheblich eingeschränkt.
- sein/ihr Bestes gegeben, den trockenen Januar einzuhalten und keinen Alkohol zu trinken.
- es geschafft, während eines trockenen ______________ [ENTSPRECHENDEN MONAT EINTRAGEN] keine alkoholischen Getränke zu sich zu nehmen.
- während eines halbtrockenen ______________ [ENTSPRECHENDEN MONAT EINTRAGEN] den Konsum alkoholischer Getränke erheblich eingeschränkt.
- sein/ihr Bestes gegeben, den trockenen ______________ [ENTSPRECHENDEN MONAT EINTRAGEN] einzuhalten und keinen Alkohol zu trinken.

Im Zuge dessen hat

____

[DEIN NAME]

gelernt,

[ALLES ZUTREFFENDE ANKREUZEN]

- auch ohne Alkohol gesellig zu sein und sich zu amüsieren.
- einen angebotenen Cocktail abzulehnen und sich dabei gut zu fühlen.
- inwiefern er/sie im Alltag durch den Verzicht auf Alkohol geistig, körperlich und finanziell profitiert.

____

HILARY SHEINBAUM
EXPERTIN FÜR TROCKENE MONATE

DATUM

Dank

Zuerst möchte ich meinem Freund Alejandro herzlich danken. Ohne unsere Wette hätte es dieses Buch nie gegeben. Du hast nicht nur meinen Geschichten Leben eingehaucht, von dir habe ich auch meine schlimmen Essgewohnheiten. (Nein, du kannst Tedy keine Schuld dafür geben. Ich liebe euch beide.)

Dank gebührt auch meiner Mutter, die immer noch findet, ich sollte doch noch Jura studieren und etwas Anständiges arbeiten. (Mama, da wird nichts draus. Aber danke für deine absurde Hartnäckigkeit!)

Ich möchte auch meinem Vater danken, der den Wünschen meiner Mutter so viel eleganter begegnet, als ich es je schaffen werde. (Du bist ein ganz, ganz besonderer Mensch. Und danke, dass du Mama nichts von dem Vorfall erzählt hast. Mama, war nur ein Witz!)

Dank auch an Justin, Matthew und Andrew: Die Zahl der Memes, die unsere Kindheit beschreiben, ist unendlich. (Danke für das Lachen und dafür, dass zwei Drittel von euch nicht an meinem Geburtstag zur Welt kamen.)

Mein Dank gilt auch Leigh, dem knallhärtesten Keksmonster der ganzen Stadt. Danke, dass du mir immer folgst, buchstäblich siebentausend E-Mails beantwortest (die meisten voller dummer Fragen) und Dinge ERMÖGLICHST! Schläfst du eigentlich je? (Ach, und probiere dich doch unbedingt mal am trockenen Januar! Ich bin mir sicher, du schaffst das. Vielleicht nächstes Jahr? Du hast meine Nummer. Schreib mir! XOXO, deine Hilfstruppe.)

Dank auch an Elizabeth, die meine Worte klüger und meine Sätze verständlicher gemacht hat. (Ich fürchte, vor ein paar Kapiteln habe ich mal ein Wort erfunden. Sicher bin ich mir nicht.) Ich schätze deine guten Schwingungen, deine positive Einstellung und deine unermüdlichen Ermunterungen. Und PS: HarperCollins, ich finde es ziemlich cool, dass ihr einem Mädchen aus Südflorida vertraut habt, das seit der achten Klasse davon träumt, ein Buch zu schreiben (und es für eine gute Idee hielt, mal einen ganzen Januar auf Alkohol zu verzichten). Ich bin euch auf ewig dankbar!

All meinen ehemaligen und aktuellen Lektorinnen und Lektoren, Kolleginnen und Kollegen, Mit-Schreiberlingen und Quellen (und all den Wörtern, die aus dem Manuskript getilgt und zurückgelassen wurden): Ihr habt mir so viel über das Schreiben, Redigieren und über das Leben jenseits meines Laptops beigebracht! Ein Sonderlob an David (!!!), der ebenjenen Laptop reparierte (und mein Telefon) … viele, viele Male. PS an alle: Tut mir leid, dass ich mich während des Schreibens so in meine Höhle zurückgezogen habe. Aber jetzt ist es ja geschafft …

Großer Dank auch an Will, der sich all meine verrückten Ideen anhört, die meisten meiner verrückten Ideen enthusiastisch unterstützt und ohne Zögern freudig an all den verschiedensten Challenges teilnimmt (auch am trockenen Januar). Danke für all das und dafür, dass du mir durch viele Monate des Vergnügens, der Albernheit und des (gelegentlichen) Stresses geholfen hast – mit und ohne Alkohol. (Ich finde, zur Feier des Tages sollten wir über ein paar Brücken rennen, ja?)

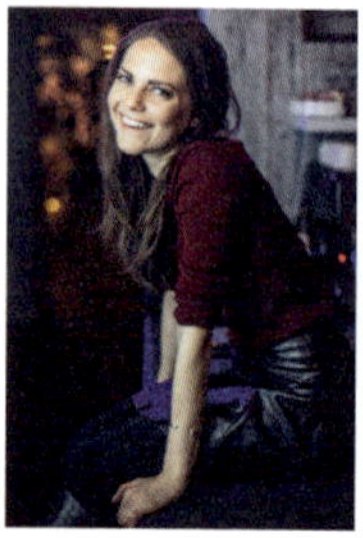

© Lisa Richov

Hilary Sheinbaum ist seit 2017 Teilnehmerin und Fürsprecherin des Dry January. Als Journalistin hat sie Themen behandelt, die von Wellnessbehandlungen, Prominenten auf dem roten Teppich, Cocktailtrends, neuen Fitnesskursen und Schönheitsbehandlungen bis hin zu trendigen Hochzeitsstilen reichten. Ihre Artikel erschienen u. a. in der *New York Times, USA Today, Marie Claire und Travel + Leisure, Today.com* und *Yahoo!*. Hilary wurde als Unterhaltungs- und Lifestyle-Expertin für *Inside Edition, CBS, Fox & Friends* und viele weitere eingeladen. Hilary absolvierte die University of Florida und lebt derzeit in New York City.